自律神経さえ整えば
すべてうまくいく

老いが逃げていく10の習慣

小林弘幸
順天堂大学医学部教授

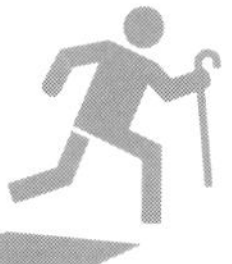

KODANSHA

はじめに

「老化って何でしょう?」

こう訊《き》かれたとき、医師として一番簡単に答えるなら、

「血流が悪くなること」

の一言につきます。**血流が悪くなると、体のさまざまな機能が働きにくくなります。自律神経にも影響があり、モチベーションが上がらなくなって、なんとなく気分もどんより**としてきます。


私自身も60代の折り返し地点に差しかかりましたが、50代のころとは、確実に人生の景色が変わって見えてきました。同窓会などで同級生たちに顔を合わせると、

「俺ももう定年だよ」

「あと一年、なんとかやり過ごすだけだね」

という、「あきらめ」ともとれる声があちこちで聞こえて、なんとも寂しい雰囲気が漂ってきます。


それもそのはずで、**生命維持活動を司る自律神経は年齢とともに徐々に衰え、50歳を過**

ぎると、野生動物であれば自然界で生きられないレベルまで下がる、といわれており、何らかの対策をとらない限り、気持ちがしずんでしまうのは、実は当たり前のことなのです。

実際のところ、60歳を過ぎると、さまざまな困難が増えてきます。今は二人に一人はがんを経験する時代ですし、病気だけでなく転んでけがをする確率も若いころに比べると、増えはじめます。

年齢だけの問題に限らず、社会状況ももちろん影響しています。コロナ禍という時間を経た今、医師として医療現場に立つ中で感じることは、心も体もダメージを受けている方が非常に多いということです。後遺症に苦しむ方もいらっしゃいますし、コロナ禍に派生したさまざまな問題に苦しんでいる方もいらっしゃいます。コロナ禍は終わったとはいえ、三年間に受けたダメージを完全に払拭するには、六年、七年、あるいはそれ以上の時間が必要なのではないか、と思うことがしばしばあります。それに加えて、物価高騰、老後の生活維持の問題など気になることもいろいろあります。今現在、子どものいない家庭は全体の8割ほどを占めます。一人または高齢者同士で最後まで生きていく社会になってきているということです。

暗い話ばかりが続きましたが、こんな状況だからこそ、自律神経の視点から、何か明るいメッセージを発信できないかと思い、この本を執筆することにしました。これまで自律神経に関する書籍を多数書いてきました。どの本も、ぜひ実践していただきたい大切なことを書いてきたつもりですが、この本では、中でも**本当に身に付けていただきたい習慣だけ、10に絞って書きました。**60代以上の方だけでなく、まさに「老い」の準備をはじめる年代に差しかかった50代の方を含め、**これから「老い」を迎えるすべての方に知っていただきたい習慣です。これを知っているか知らないか、実践するかしないかで、この先の未来は確実に変わるはずです。**

もしあなたが今、「あきらめ」モードで生きているなら、まずやっていただきたいことは、たった一つ。**これまでの人生をふり返って、よかったことを書き出してみてください。**きっと、一つや二つ、誇れることがあるはずです。もし、後悔や失敗ばかりが浮かんでしまって書けることが一つもないなら、今あなたが「生きていること」に注目してください。生きていれば確実に明日がやってくること、これ以上に幸せなことはないのではないでしょうか。**「あなたの人生は最高である」**。**ここに気づいていただくことが、「老い」に打ち勝ち、楽しい老後を過ごすための第一歩**です。

私は「再生」の物語が大好きです。医師として、日々患者さんに接していて、一番幸せなことは、折に触れて「再生」の場面に出会えることです。大きな病を患《わずら》った方が、克服して新たなスタートを切る姿には、いつも感動します。体と違って心は見えませんが、どんなにつらいことや苦しいことがあっても、人間、あきらめなければ必ず復活するチャンスはあります。「老い」＝「あきらめ」ととらえている方は実に多いのですが、私は**「老い」＝スタートととらえてほしい、**といつも考えています。

「人生一〇〇年時代」といわれる今、60代はまだ折り返しを少し過ぎたあたり。マラソンでいえば、ここからが勝負です。これから先、まだまだ続く人生を楽しく過ごしていただくためには、ギアを入れ直して、新たなスタートを切っていただきたいと思います。この本がそのきっかけになるよう、魂を込めて書きました。

私が一番伝えたいことは、「老い」は誰にでも平等にやってくるということです。私自身も目下、「老い」との闘いの真っただ中にいます。共に闘う仲間として、本書を楽しんでいただければ幸いです。

小林　弘幸

目次

序章 自律神経10の基礎知識

老いない習慣 01 書き換える

老いない習慣 02 片づける

老いない習慣 03 鍛える

老いない習慣 04 やめる

老いない習慣 05 はじめる

老いない習慣 06 時間を決める

老いない習慣07 記録する

老いない習慣08 定番を持つ

老いない習慣 09 音楽を聴く

老いない習慣 10 計画する

編集協力　及川 夕子
装幀・本文デザイン　河村 かおり（ｙｄ）
図版製作　カジワラ ユカリ
校閲　平入 福恵

序章

自律神経 10の基礎知識

1　若さを保つ秘訣は自律神経にあり！

歳を重ねるにつれ、疲れて何もしたくない、何をやるにもめんどうに感じる、「あきらめ」しかない……。

こんなことが増えていませんか？　「歳のせい」と言ってしまえばそれまでですが、体調に関していえば、具体的にどこか悪いわけではない、また特に診断されるような病気がない場合、あなたの不調は、自律神経の乱れによって、引き起こされている症状かもしれません。この本を手に取っていただいた皆さんは、きっと何らかの解決策を探していらっしゃるのでしょう。だとすれば決して遅くはありません。「好調な明日」に向けて、一歩踏み出したも同然です。

なぜなら**人の意識や感情・行動パターンと、自律神経は密接につながっている**からです。もうダメだ……と落ち込んで暗くなるよりも、心地よくなりたい！　もっと元気に過ごしたい!!　という意識でいるだけでも自律神経が整い、体のコンディションがよくなったり、気持ちが明るくなったりすることが分かっています。つまり、**気持ちの持ち方次第で、体**

調はよくなるということです。ここまで聞いただけで、すでにわくわくしてきた！ という方もいらっしゃるのではないでしょうか。

皆さんも経験があることと思いますが、同じ年齢を重ねていても、人によって見た目がまったく異なるということ、ありますよね。アクティブに過ごし、発言も恰好《かっこう》も若々しい人もいれば、その逆もいます。例えばトム・クルーズ。60歳を過ぎても、自身で激しいアクションシーンを演じ、ハリウッドのトップスターとして走り続けています。同年代の私としては、「パリオリンピック２０２４」の閉会式での彼の姿には、大いに励まされました。トム・クルーズのようにはいかずとも、「少しでも若々しくありたい」というのは、万人の望みなのではないでしょうか。

自律神経を長年研究してきた私の立場からいえば、**見た目年齢の違いには自律神経が大きく関わっています。**それはなぜでしょうか。一言でいえば、見た目の違いは「習慣」の**違いが大きく影響していて、この習慣こそ自律神経の働きを左右するからです。**

この本では、高齢になるにしたがって、身に付けておくとよい習慣を10に絞って、ご紹介していきますが、具体的な習慣ややり方をご紹介する前に、この章では、それらを理解するために必要な自律神経の仕組みをご紹介していきたいと思います。

2 そもそも自律神経とは何なのか

人の体には、自分の意識で動かせる部分と動かせない部分があります。脈や首の動脈を指で触れるとトクトクと規則正しく脈打っているのが分かりますが、これはあなたの意志で動かしているわけではないですよね。自律神経とはまさに「自分の意志ではコントロールできない心臓や血液の流れなどの活動を司る神経」のことをいいます。車に例えるなら「自動運転システム」のようなものです。呼吸する、食べ物を消化する、暑いときには汗を出し、寒いときには体を震えさせて体温調節する……こうした**生命活動はすべて、自分の意志とは関係なく自律神経の働きによって行われています。**

多少のストレスや環境の変化があろうとも、私たちが生きていけるのは体を微調整しながら心身を最適に保ってくれている自律神経のおかげ。さらに自律神経は交感神経と副交感神経に分かれ、健康な人なら日中は交感神経が優位になってアクティブな状態になり、夜には副交感神経が優位になってぐっすりと眠れるようなリズムができています。働き者の自律神経は一日24時間、人の一生の中で1秒たりとも休むことなく働き続けています。

「自律神経の主要な機能は何ですか？」と訊かれたとき、私は「**全身の血流をコントロールすること**」といつも答えています。自律神経が整っていれば、全身37兆個の細胞にきちんと酸素や栄養が行き渡り、肌や髪の状態もよくなるでしょう。胃腸をはじめとした臓器がしっかりと働くので、疲労も回復しやすくなります。

さらに、交感神経と副交感神経、この二つの自律神経のバランスが整うことで、活動と休息のメリハリのある毎日を送れるようになります。つまり、**自律神経のバランスのいい人は肉体的にも精神的にも若々しくいられるのです。そのカギを握っているのが毎日の「習慣」なのです。**

交感神経と副交感神経

自律神経には交感神経と副交感神経があり、
一日を通して必ずどちらかが優位になる。

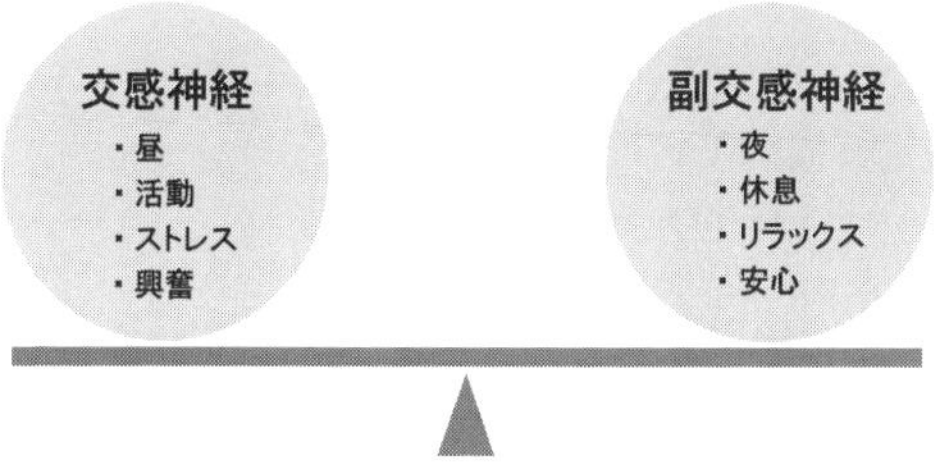

収縮	←	血管	→	拡張
速い	←	心拍	→	ゆっくり
ぜん動抑制	←	腸	→	ぜん動促進
浅い	←	呼吸	→	深い

●交感神経… 体を「活動モードに」する。車でいうとアクセルの役割を担う。心と体が興奮モードになると優位に。運動したり緊張したりすることでも高まる
●副交感神経… 体を「休息モード」にする。車でいうとブレーキの役割を担う。夜間やリラックスしているときに優位に。「消化」のときにも優位になる

3 自律神経は加齢で変化する

自律神経を整えることで、心身ともに若々しくなれると書きましたが、一方で自律神経は老化していくことも事実です。我々の研究データでは、**男性は30代以降、女性は40代以降に副交感神経が十年で15％ずつ低下し、自律神経のトータルパワーが低下していきます。**男性が30代から、女性が40代から、と十年の差があります。「老化」を自律神経の視点から読み解くのはまだ一般的ではないかもしれませんが、私は自律神経こそ「老化」に大きく影響しており、**この男女の十年の差こそ、そのまま平均寿命の差につながっていると考えています。**

トータルパワーとは、交感神経と副交感神経を合わせた「自律神経全体の活動量」を示

年代別の副交感神経活動レベル

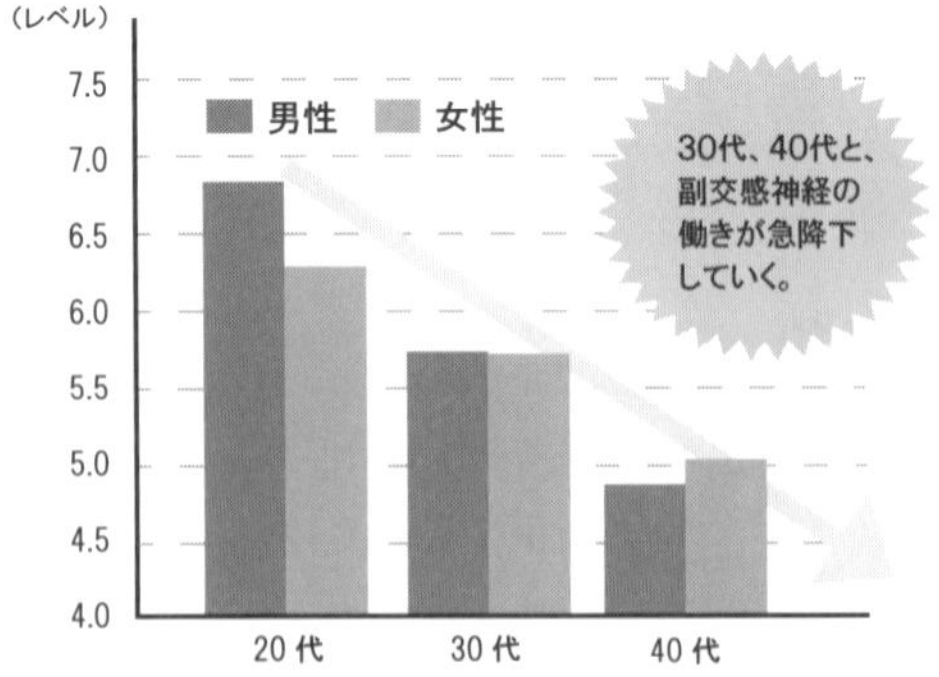

20代から40代までの健康な人を対象に大規模調査を行ったところ、副交感神経は年齢とともに大きく低下することが分かった。

資料提供：順天堂大学病院管理学研究室

す総合力のことで「体の疲労度」を示す指標としても用いられます。それが、50代になると20代の3分の1ほどになってしまうのです。**歳を重ねるにつれて疲れやすくなる**のは数字の上でも当たり前といえるわけです。

では、どうすればよいのか。それはやはり、乱れがちな自律神経を整えることが一番です。特に大切なのは、**年齢による下降が顕著な副交感神経の働きを高めること。そのために具体的にできることは、自律神経が整う「習慣」を取り入れることです。**

私自身が60代になって見えてきたことは、50代と60代では、肉体的・精神的な衰えの深刻さはまったく異なるということです。50歳はまだまだ序の口。個人差や、徐々に衰える時間を考慮に入れると、遅くとも55歳。この年代で自律神経が整う「習慣」を身に付ければ、集中力や判断力の衰え、疲れやすさはもちろん、免疫力低下、血流低下などに伴う病気の発症を食い止め、老化も遅らせることができるということです。

対策をとるかとらないか、**つまりは「習慣」を変えるか変えないかで、見た目も体力も、気持ちの若々しさまでも、ぐんと差が開いていくのです。**もうその年代を過ぎてしまった、という方こそ、今すぐはじめてください。いつからはじめても遅くはありません。気づいたときが「はじめどき」です。

4 自律神経はバランスだけじゃない！

交感神経は車のアクセル、副交感神経はブレーキによくたとえられます。この互いに相反する2種類の自律神経が協力して働き、かつ状況に応じて切り替わる、というのが本来あるべき姿です（P19）。

日中勉強やスポーツ、仕事などをがんばるには、アクセルの役割を果たす交感神経がぐんぐん働いて、ほどよく「緊張&興奮モード」になることが必要です。一方で、夜しっかり休んで回復するためには、ブレーキの役割を果たす副交感神経が働いて、「休息モード」に切り替わる必要があります。

加えて日々のコンディションにおいて重要なのが、老化に大きく関わる「血流」です。この血流も、自律神経が大きく影響します。私たちの体では交感神経が優位なときには血管が収縮し、副交感神経が優位になると血管が拡張しますが（P19）、収縮と拡張が交互にくり返されることでスムーズな血流が保たれます。それが全身に栄養が届き、かつ老廃物の回収（排出）もうまくいっているよい状態です。

ここまでお話ししたのは、交感神経と副交感神経のバランスのことですが、心身の健康を保つためには、実は交感神経・副交感神経、どちらも総合力が高い状態にある、というのが理想です。つまり、自律神経を語る上では、**バランスだけではなく、総合力＝トータルパワーにも注目する必要がある**ということです。

特に**50歳からは、トータルパワーがより大事**になっていきます。トータルパワーが不安定かつ低い状態では、やる気も出ません。やる気が出なければ、トータルパワーも下がる一方……と、悪循環に陥りやすいのです。**トータルパワーさえ上がれば、少しぐらいバランスが乱れてもリカバリーしやすい**というのが私の考えです。トータルパワーがガクンと落ちる50代以降の皆さんは、まずトータルパワーを上げた上で、バランスをとりにいくことをおすすめします。

もう少し詳しくお話しすると、**より大切なのは副交感神経のパワーを上げること**です。現代生活はストレスも多く、不規則な生活習慣になりがちで、交感神経が優位になる場面が比較的多いのが現状。ですから、交感神経が大きく落ちることは考えにくいとされています。一方、**副交感神経は加齢によって極端に落ちていくので、50歳からのエイジング戦略では副交感神経の働きを高めることに重点を置くべき**なのです。

5 自律神経のバランスとトータルパワーの関係

実際のところ、交感神経と副交感神経、両方の働きが高い人もいれば、逆に両方低い人もいます。どちらか一方だけが低い人もいます。具体的には次の4つのタイプに分かれます。

❶交感神経・副交感神経ともに高い

どちらの働きも良好で、かつ一日の中での切り替えもうまくできていて、バランスがとれている状態。**心身ともに絶好調**な状態。

❷交感神経が高く、副交感神経が低い

ストレスを抱えた人に多く、交感神経が高ぶりやすい状態。副交感神経が弱くブレーキが効かないため、**不安や焦り、イライラを感じやすい。**血流が悪くなるため回復力が弱まり、健康状態に悪影響が生じやすい。

❸交感神経が低く、副交感神経が高い

副交感神経が極端に高い場合、意欲が上がらず、**無気力感やだるさを感じやすく、抑う**

つ状態に陥りがち。朝なかなか起きられないなど生活に支障が出ることも。

❹交感神経・副交感神経ともに低い

どちらも極端に低い場合、**常に疲れていてぐったりした状態に**。さまざまな病気の発症リスクも高まる。

交感神経と副交感神経は❶のように1：1のバランスで働くのが理想的です。❷や❸のように双方に差が生じると体にも心にも不調が現れやすくなります。

また一般的には、**加齢により副交感神経の働きが衰えて、交感神経優位の状態に偏りがちになるので、❷のタイプが増えていきます。そしてさらに老化した状態が、両方の働きが低い❹のタイプです。**何か大きな病気をしたときなども、❹のように、自律神経のトータルパワーは大きく低下した状態になることがあります。❹は疲れているうえにやる気も起きないという、モチベーションがかなり落ちている状態ですが、モチベーションが上がらなければまず「何かをしよう」という気がおきません。運動しようとか、体によいものを食べようとか、家を片づけようとか、そんな気にもならないでしょう。

日々のやる気・元気・モチベーションを維持するためにも、❹に至る前に自律神経が喜ぶ「習慣」を取り入れて、整えておくことが大切です。

6 自律神経のトータルパワーアップの要 #01肺

ではどうしたら自律神経のトータルパワーを上げられるのか。その答えは「肺」と「腸」にあります。自律神経と呼吸（肺）、自律神経と腸は、それぞれが連動し合い心身の健康を支えています。

人が生きていくのに必要なのはまず呼吸と食事（栄養）ですね。このうち、食事はしばらくとらなくても死ぬことはありませんが、呼吸を止めていられるのはせいぜい1分程度。呼吸は何よりも人が生き続けるために欠かせない機能です。

ところが、呼吸を司る肺の機能も40歳ぐらいから衰えてくることが分かっています。肺は胸郭と横隔膜というういわゆる呼吸筋を使って呼吸しますが、加齢とともに胸郭が硬くなり、呼吸筋力が低下してくると、酸素を取り込む量が減る傾向になります。特に喫煙者は40代以降になって急速に肺の機能低下が進行することがあります。

呼吸は自律神経の支配下にあります。興奮したときや緊張したときには呼吸は浅く速くなりますが、それは交感神経が強く働いて血圧や心拍数を上げるからです。反対にリラックスした状態では副交感神経が優位になり、呼吸はゆっくり深くなります。

実はこの仕組みを利用すると、ご自身で**ゆっくりと深い呼吸を意識するだけで、副交感神経を高めることができます。**肺は再生しない臓器であり、老化などによって失われた機能は元には戻りません。しかし、呼吸の質ならご自身で変えることができます。肺が動きやすい環境をつくり、かつ今の肺の機能を最大限に引き出す呼吸法を取り入れましょう。呼吸するだけでよいのですから、ごく簡単です。詳しいトレーニングメニューは**習慣03鍛える**でご紹介します（P70）。

ゆっくりと行う深い呼吸は心身の緊張や興奮を和らげ、硬くなった筋肉も緩めてくれます。副交感神経が高まり、自律神経のトータルパワーが上がることはもちろん、**心が穏やかになる、内臓が活性化する、呼吸筋が鍛えられる、血流がよくなるなど、いいことずくめ**なのです。

ちなみにため息をつくことも自律神経を整えるのに有効です。無意識に出るため息は、実は交感神経の高ぶりをリセットする役割をしているのです。また、ひたすら呼吸をくり返すことに意識を集中させる「瞑想」もおすすめです。呼吸の力は絶大です。ぜひ試してみてください。

7 自律神経のトータルパワーアップの要 #02 腸

年齢とともに衰える自律神経のトータルパワーをアップさせるため、肺と同じくらい意識したいのが「腸」です。

自律神経と腸は互いに影響し合っているので、**どちらかが乱れると、もう片方も調子を崩してしまうという相関関係**にあります。緊張した場面でおなかが痛くなったこと、ありませんか？　ストレスで便秘になったり下痢になったりするのも、自律神経が関わっているからです。

腸には1億個以上の神経細胞があるとされ、自律神経は腸のぜん動運動をコントロールしています。交感神経が優位なときはぜん動運動が停滞し、副交感神経が優位なときはぜん動運動が活性化します（Ｐ19）。ぜん動運動が活発だと、腸壁で栄養素がしっかり吸収され、残りは便となって排出されます。つまり副交感神経が優位なときは、排便のリズムが整うということです。日々の排便の状態は腸内環境のバロメーターともいえます。

これを自律神経の視点からいえば、**腸内環境をよくするためには、副交感神経が高い状**

態が理想ということです。私は、順天堂大学医学部附属順天堂医院に１９９５年、日本で初めての「便秘外来」を開設しました。ここでの患者さんの多くは自律神経のバランスが乱れていましたが、自律神経のバランスを整えるように指導するとあっという間に便秘も治癒していきました。しかも便秘が治るとメンタル的にも明るくなるという好循環も生まれます。

　腸には幸せホルモンとも呼ばれる「セロトニン」のもとが存在し、腸内細菌との協働作業でセロトニンがつくられます。**腸内環境を良好にしておくと、メンタルを安定させるのに役立つセロトニンがたくさん分泌されるので、心身が安定しポジティブな気分で過ごせる**というわけです。反対に腸内環境が悪くなると、便秘や下痢になるだけでなく、セロトニンがつくられにくくなり、メンタルにも悪影響が及ぶと考えられます。また悪玉菌の出す毒素は、腸で吸収されて血流で全身を巡るため、免疫力が低下したり、肌の調子が悪くなったり、アレルギーの発症にも影響したり……と、不調の原因にもなります。

　栄養バランスのとれた規則正しい食生活を心がけ、常に良好な腸内環境を保つようにしましょう。ちなみに、先ほどおすすめした「ゆっくり深い呼吸」（P27・P70）は自律神経を整え、腸にもよい影響があります。

8 自律神経を整える三つの基本戦略 #01食事

健康とはどういうことでしょうか。さまざまな定義があるとは思いますが、一言でいえば、「肉体が健《すこ》やかであること」だと私は考えています。

何をするにも、肉体が健やかでなければはじまりません。どんなに気持ちが前向きでも、体が動かなければ、気持ちは空回りしてしまいます。気持ちばかりではどうにもならなくても、体の状態が整えば、自《おの》ずと心も整ってきます。気持ちにハリが生まれ、やる気が出てきます。

肉体を健やかにするために、すべての方に意識していただきたいのが「コンディショニング」という考え方です。コンディショニングとは、自分の体と対話しながら、食事、睡眠（休息）、運動の調整を重ね、常に今の自分にとって「最良の状態」を継続していくことです（P80）。

一番大切なことは、自分の体と対話することです。そして基本はごくシンプルで、毎日の「食事」「睡眠」「運動」の三つを見直すことです。これが、自律神経のリズムを正常にし、バランスを整え、トータルパワーを上げる最短の道になります。

　この三つを順番に説明していきますが、まずは食事について。自律神経を整える食事とは、腸内環境を整える食事です。具体的にどんな食材がよいかというと、乳酸菌、ビフィズス菌、食物せんい、オリゴ糖などです。

　しかしながら、**何を食べるかと同じくらい大切なことは、「よく噛《か》んで食べること」です。よく噛んで食べると、副交感神経が優位になり、消化が促されます。**また、口の中で唾液が多く分泌されるため、**唾液に含まれる消化酵素の影響で、腸での消化吸収もスムーズになり、腸内環境もよくなります。**

　また、噛むことは、**脳に多くの刺激を与えるだけでなく、脳に送られる血液の量も増えるため、認知機能の維持にも役立つ**とされています。

　さらに、噛むことで唾液中に含まれる**免疫物質の一つ「ＩｇＡ《アイ・ジー・エー》」の濃度が高まります。これによって、幸せホルモンであるセロトニンの分泌が高まります。セロトニンはネガティブな気分を抑制する働きがあること**が明らかになっています。

　よく噛むだけでいいことがこれだけあります。**食べるときは、ひと口20回以上は噛むことを「習慣」にするとよいでしょう。**

9 自律神経を整える三つの基本戦略 #02睡眠

歳をとると不思議なことに一日、一年があっという間に過ぎていきます。生活のリズム=自律神経のリズムですから、定年後に、昼夜ダラダラと過ごしていると、自律神経が乱れて眠りの質も悪くなります。リズムが乱れると、血流も悪くなり体調を崩しやすくなってしまいます。

若いころは昼夜問わず仕事をし、遊んで疲れたら何時間でもひたすら寝ていれば「元気100倍!」になれていたかもしれません。しかし**深く眠ることができる「睡眠力」も加齢によって衰え、睡眠時間も短くなる**といわれています。疲れているのに眠れない、以前のように深く眠れなくなった、夜中トイレに何度も起きてしまう……という悩みをお持ちの方も多いのではないでしょうか。

自律神経のうち睡眠を司るのは、あいにく加齢とともにパワーが低下する副交感神経です。副交感神経の働きが弱まることで、睡眠トラブルにつながりやすくなります。

ちなみに、睡眠については男女で少し事情が異なります。自律神経をコントロールしているのは脳の視床下部《ししょうかぶ》というところですが、ここは女性ホルモン分泌の司令塔の役割も果たしています。そのため、**女性は更年期（閉経の前後5年ずつの期間。40代～50代で起こることが多い）に入ると、ホルモンバランスの激変とともに自律神経も影響を受けて、睡眠のバランスも乱れやすくなります。**50代といえば自律神経のトータルパワーが急に落ちていく年代でもあり、一度生活習慣が乱れると、立て直すのが難しい年代でもあります。そのまま乱れた生活習慣を続けていると、更年期が過ぎても不眠や不調が続くということになってしまいます。

男性はどうでしょうか。女性の閉経に当たるような一大イベントはありませんが、**男性も加齢によって男性ホルモンの分泌が低下します。これにより、疲労感や気力の低下といったLOH《ロー》症候群（男性更年期障害）を訴える人が増えていきます。**自律神経だけでいえば、女性より男性のほうが十年早くトータルパワーの低下がはじまることが分かっているので、やはり睡眠についての悩みを抱える人も増えはじめます。

50歳を過ぎたら体の対策＝コンディショニングをしっかりやっていただきたい背景には、こうした事実があるのです。**自分の体と対話して、常に暮らしを見直し、コンディショニングしていく「習慣」を身に付けてください。**

10 自律神経を整える三つの基本戦略 #03運動

三つの基本戦略のうち、私が最も重要だと思っているのが「運動」です。運動などというと、大げさに聞こえますが、要は**「動くこと」です。なぜなら「動かない」ことは食べられない、眠れないに直結するから**です。私自身は自分に発破をかけ、普段の生活から「とにかく動く」を選択するようにしています。**動くと交感神経が上がりますが、上がった交感神経を休めるため、結果的に副交感神経も上がります。**また、運動には、**幸せホルモンのセロトニンを増やす、血流をよくする、集中力ややる気を高めてくれる、といった作用**も期待できます。歳を重ねた人ほど、意識して動くようにしてください。なんとなく不調というときこそ、無理のない程度に「動いてみる」ことが大事です。

- **動くことが楽しい、わくわくする**
- **血流がよく、栄養や酸素が全身に行き渡る**
- **夜は眠り、朝起きるとすっきり疲れがとれている**

こんな毎日を目指しましょう。

◆自律神経10の基礎知識　まとめ

1・自律神経は気持ちや見た目の**若々しさ**を左右する
2・**男性は30代、女性は40代**から自律神経のトータルパワーが急降下する
3・男女の十年の差は、男女間で十年差がある**平均寿命に直結**している
4・特に**加齢によって低下するのが副交感神経**の働き
5・副交感神経の働きが低下すると**「睡眠力」が低下**する
6・**ゆっくり呼吸**をするだけで副交感神経優位になる
7・**よく噛む**だけで副交感神経優位になる
8・**動く**と交感神経優位になり、休めるためにやがて副交感神経優位になる
9・副交感神経優位になると**腸内環境が安定**して明るい気持ちになれる
10・**自律神経を左右するのは「習慣」である**

自律神経の基礎はこれですべて押さえました。では、実際にどのような「習慣」を暮らしの中に取り入れていけばよいか、次のページから詳しく解説していきます。皆さんの未来を変える「10の習慣」をぜひ身に付けてください。

老いない習慣 01

書き換える

書き換える習慣の処方箋

《用法》
失敗や後悔も、
自分に都合よく
「書き換える」習慣を
身に付ける

《効果効能》
達成感が生まれ、
モチベーションが上がり、
前向きになれる

書き換えるための問診票

次のうち、あなたの現状に当てはまるものに、
いくつでもチェックを入れてください。
答えは次のページから
はじまる本文でチェックしましょう。

check!

- □ 若いころに比べると最近元気がない
- □ 自分の人生をふり返ってみると、よかったことがあまりない
- □ 歳をとってもプライドを捨てずに生きていきたい
- □ 定年＝終わり　というイメージがある
- □ 「もう歳だから」とつい言ってしまう

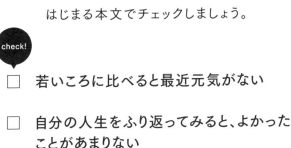

すべてのカギはモチベーション

皆さん調子はどうですか？　はっきり言います。最近どこへ行ってもどうも暗いなあと私は感じています。私の同年代に限らず、若い人たちも含め、社会全体がなんとなくどんよりしているな、と感じています。世の中のできごとは、それぞれが独立しているわけではなく、関連して起こって一つの流れになっているので、この流れを変えるのはなかなか難しいだろうな、というのが正直なところです。

しかしながら、**自律神経の視点からいうと、社会の流れとは別に、誰でも前向きになれるチャンスは、必ずあります。**その理由は、自律神経はほんの少しのきっかけや、毎日の習慣を変えることで、働きやすくなるからです。ここまで読み進めてくださった皆さんは、すでにある程度自律神経とはどんなものなのか、理解していただけていると思います。

老化とは一言でいえば、「血流が悪くなること」と、冒頭でお伝えしましたが、血流が悪くなると自律神経にも影響が出て、モチベーション（行動の動機づけや意欲）が下がり、「やる気」が出ない状態になります。こうなるとさらに自律神経が働きにくくなり、さらにやる気が出ない、という悪循環に陥ります。

つまり、**歳をとるということは、それだけでモチベーションが下がってしまうようにできている**というわけです。ですから50代、60代から輝こうというのは相当難しいことであることは間違いありません。でもそれをできるかどうかのカギがモチベーションです。この本では、簡単にできる「10の習慣」をご紹介していますが、そもそもモチベーションが上がらなければ、実践しようという気持ちにもならないでしょうし、最後まで本を読み進めようという気持ちにもなれないかもしれません。**モチベーションが上がらなければ、何もできないのです。**

それだけモチベーションは大切です。ですから、「老化」「老い」という言葉をどう受け止めて、どう考えていくか、**後ろ向きになりがちなイメージを、常に前向きに書き換えていくことが重要**になってきます。若いころと違うのは当たり前のことですが、違いを受け入れた上で、元気になれる方法を順を追ってご紹介していきます。

check!

□ **若いころの自分より、さらに元気な自分を想像してみる**

生きていれば失敗も後悔もあるのが当たり前

冒頭で、「これまでの人生をふり返って、よかったことを書き出してみてください」と書きましたが、これはモチベーションを上げるためにまずやっていただきたい作業です。よいことがパッと浮かんだ方は、それをよく眺めてください。自分はこれだけのことを成し遂げてきた、それを確認できたら、「自分の人生も捨てたもんじゃないな」と明るい気持ちになれるはずです。

なかなかよかったことが書き出せない方もいらっしゃるかもしれません。人間、どうしても悪いことのほうがクローズアップされがちです。もしよかったことが書けないなら、代わりに失敗や後悔を書き出してみてください。たくさん書けたでしょうか。では、それを一つ一つ眺めてみてください。書いてあること自体は、確かに失敗や後悔かもしれませんん。でも、**失敗したことも後悔したことも、すべてあなたが動いた結果です。動かなければ何も起きません。一つでも失敗や後悔が書けたなら、それはあなたが動いて何かをやってきた証です。失敗や後悔は頭の中で「勲章」に書き換えてください。**

私はよく「ストレス解消法」をテーマに講演を依頼されることがあります。そんなとき、参加された方にまずやっていただくのが次の三つです。

① 今ストレスを感じていることを10個書き出してみてください
② それを、ストレスを強く感じている順番に並べ替えてください
③ その解消法を三つだけ書いてみてください

皆さん何かしらストレスがあるのでしょう。一生懸命思いを巡らせて書いてくださいます。でも、**実はストレスというのは、何がストレスで、どうしたら解消できるのか、書き出した時点で9割は解消しています。**ストレスの正体は心の奥に嫌なことをしまいこんでいることなのです。明確にしないからもやもやしますが、**書き出して検証すると、必ず次のいいことの種が潜んでいる**場合が多いのです。実際のところ、いいこともあれば悪いこともある、「人生はプラスマイナスゼロ」というのが私の信条です。書き出してみることで悪いことばかりじゃなかったことが分かれば、気持ちが軽くなりませんか?

check!

□ 自分の人生をふり返ってみると、よかったことがいろいろある

見ざる、言わざる、聞かざるに徹する

生きていく上で最大の難関ともいえるのが人間関係。そのすべてを握るのが、他人からどう思われたいか、という人からの評価です。特に社会で生きていく上では、ご近所づきあいから会社の勤務査定まで、他人から評価されることばかり。組織に所属して生きている限りは、むしろ**すべてが人からの評価で成り立っている**とも言えます。上司から「あいつはダメだな」と思われたくない、同僚から「あの人はすごいなあ」と言われたい、中には目標をそこに設定して、そのためにがんばってきた方もいらっしゃるかもしれません。ところが自律神経の視点からいうと、**人からの評価を気にすることは、相当自律神経を乱します。**私は日ごろから、本当の意味での人生の成功者というのは、プライドを捨てた人なのではないかと考えています。他人にどう思われようと関係ない、自分の道を信じて自分のやりたいことだけをやる人間こそ、人生の勝者なのではないかと思います。

もう人の評価を気にしなくてよい立場になるのが、定年後です。これまでは再三他人の目を気にして、評価されながら生きてきたかもしれませんが、そこから解放されるのが定

年です。**他人の基準を自分の基準に書き換えるチャンスです。**これをやったら評価が上がるのではないか、こうすれば売上に結び付くのではないか、そういった基準から、「自分は何をやりたいか」ここに人生の軸を置き換えるときです。

そのためには、**日光東照宮のサルになりきれば間違いなくうまくいきます。「見ざる、言わざる、聞かざる」という基本姿勢が必ず役に立ちます。**余計なものを見るから隣の芝生が青く見えて迷いが出ます。嫉妬や迷いの感情は自律神経を乱します。余計なことを言うからチャンスを逃したり後悔したり、余計なことを聞くから心配ごとが増えたり不安がつのったり……。結局「ゴーイング・マイ・ウェイ」が一番。

いい人生になるかどうかは、日光のサルに徹することができるかどうかにかかっています。他人の目ばかり気にしていると、自分を見失いかねません。日光のサルの教えは究極の人生の過ごし方だと思っています。現役生活の間はなかなかそうもいかなかった方も、定年後はできない理由はないでしょう。

check!

□ 歳をとったらプライドは捨てていい

「定年」「還暦」という言葉に惑わされない

順天堂大学で便秘外来を開設してそろそろ三十年になりますが、患者さんを診ていて明らかなことが一つあります。年齢的には60歳以上の方が圧倒的に多いのですが、特に**60歳を境に急に増える傾向があるのです。とくに男性は顕著**で、私は「定年」が暮らしに影響して、便秘になる患者さんが増えているに違いないと思わざるを得ません。世の中から「定年」という制度がなくなれば、皆さんもっと生き生きとして、健康的になるのではないかと思います。

自律神経は気持ちの持ち方一つで影響を受けることはこれまで解説してきたとおりですが、この「定年」という言葉のイメージが、どうも自律神経にはよくないような気がしています。元気な方でも、この言葉のイメージにある意味洗脳されて、自動的に限界をつくってしまっているように思えて仕方ありません。私も数年前に「還暦」を迎えましたが、この「還暦」というのも同じで、同級生たちを見ているとどうも寂しい感じがします。「俺ももう還暦だから、人生これで終わっちゃったな」とか「還暦過ぎたんだし、余生はゆっくり過ごしたい」など、どうも終わりの節目として使われているように思えます。

私はこの**「定年」「還暦」＝終わり　というイメージこそ、「定年」「還暦」＝はじまりに書き換えていただきたいと思います。**特に「還暦」という言葉はもともと、十干十二支《じっかんじゅうにし》が60年で一巡して、生まれたときと同じ干支《えと》に還《かえ》る節目を表すおめでたい言葉ですから、生まれ変わったつもりで、気持ちを新たにスタートを切るには、それこそ絶好のタイミングなのです。

また、還暦ともなると、自分の親が亡くなった年齢を引き合いに出して、「俺もあと○年だな」とか「私もそろそろ覚悟しないと」などとゴールを定める方もいらっしゃいます。ゴールを心づもりして逆算して行動するのは、一見理にかなっているように見えますが、私はおすすめできません。ゴールを決めてそこを目指すより、今ここにあるスタート地点をよく見てください。**ここからはじまる！　今からはじまる!!　そう考えるだけでわくわくしませんか？**

check!

□ **定年＝はじまり　に書き換える**

この本を書いた本当の理由

医療現場を見ていても、今元気のない60歳以上の方は相当数いらっしゃるなと感じます。「自分の人生は本当にこれでよかったのかな」と後悔や悩みの渦中の相談を受けることもあります。中には完全にあきらめて、残りの人生を平穏無事に過ごしたい、とただ流されて生きている方も見受けられます。少し乱暴に聞こえるかもしれませんが、私が言いたいことは、**「そうやって後悔している暇はないんですよ」**ということです。就職、結婚、子育て……長年生きてきた中で、思い出したくない失敗、切り離してしまいたい過去は、誰にでもあるもので、人間である以上、それは不変のテーマだと思います。それを取り戻すチャンスは今しかありません。限られた人生の、残りの時間に何をするか、何をしたいか、考えるきっかけになればと思い、この本を書くことにしました。

きっかけさえつかめば、ひいてはそれが自律神経を上げ、老いを改善し、いい流れをつくりだし、その流れに乗っていくチャンスになります。**後悔があるからこそ、新しい挑戦ができる、そういう人こそ、自分の人生を挽回できるのです。**今から「死」を迎えるまでの時間が、すべての答えを導き出してくれる時間です。

私は学生時代は野球部、ラグビー部に所属して、ずっとスポーツをやってきました。こんなことを書いたら、時代遅れかもしれませんが、同年代の皆さんはご存じのとおり、当時の部活というのは相当のしごきが伴うものでした。肉体的にも精神的にもとても厳しい鍛錬の中、一つつかんだ事実があります。どんなに苦しくても、**「苦しいのは自分だけじゃない」という感覚が無限大の力を引き出す**ということです。一人では到底できそうにない厳しい練習も、他の部員も一緒にやっていると思うと、不思議と乗り越えることができました。「よし、俺もやるぞ！」と、前向きな気持ちになれるのです。

今、日本の60代〜70代は3400万人います。本当に自分の人生に満足している人はほんの一握りでしょう。**3400万人が同じ思いを抱えて生きています。人生のリカバリーショットを打つなら今しかない！**「もう歳だから」などと言って立ち止まっている暇はありません。今こそ、前に進むときです。

check!

□「もう歳だから」などと言っている暇はない！

column

読者からの手紙

私のモチベーションのもとは何か？　と訊かれたら、それは間違いなく、読者の皆さんからいただくお手紙です。

わざわざ便箋に手書きで本の感想を書いて、大学や出版社まで送ってくださる方がいらっしゃり、ありがたい限りです。今の時代に、手書きの手紙をいただくなんて、なかなかないことだと思います。手書きの文字には、書いた方の人柄や思いが表れるので、手紙が届くといつも、わくわくしながら封を開けています。

本を書くときは、ある程度いくつぐらいの年齢の方に向けてつくるか、読者対象を想定して書きます。私の本は30代以上の大人向けにつくることが多いですが、高校生からご高齢の方まで、さまざまな年代の方からお手紙をいただくことがあり、その年齢ならではの視点で感想を綴《つづ》ってくださり、私自身、「気づき」や「きっかけ」をいただくことが多々あります。「気づき」や「きっかけ」は人生を前向きに生きる上で一番必要なものです。

また、「この本に出会えて本当によかったです」「この本に私は救われました」などと書いていただけたときは、私の自律神経も爆上がりして、「よし、またがんばるぞ！」と気持ちを新たにしています。

私はいつも、読む方に本当に役に立つ、必要とされる本を書きたいと思っています。どんな本が役に立つのか、どんな情報が必要とされているのかを知るヒントはお手紙の中にあり、次の執筆のモチベーションにつながっています。お手紙をいただける限り、書き続けていきたいと思っています。

老いないための10のカク言

01 ― 誰かに必要とされていることを自覚《カク》する

老いない習慣 02

片づける

片づける習慣の処方箋

《用法》
ちょっとした
すきま時間に
「片づける」習慣を
身に付ける

《効果効能》
頭がすっきりして、
効率よく
動けるようになり、
明るい未来が見えてくる

片づけるための問診票

次のうち、あなたの現状に当てはまるものに、
いくつでもチェックを入れてください。
答えは次のページから
はじまる本文でチェックしましょう。

check!

- □ 靴をいくつ持っているか訊かれても、すぐには答えられない
- □ 一年以上着ていない服でも、いつか着るだろうと思ってとってある
- □ 鞄《かばん》からスマホを取り出す際、しょっちゅう鞄の中を探している
- □ 最近、「昔はよかったなあ」と思うことが増えた
- □ 自分の身に何かあったら、家族は自分の資産を把握できない

「老い」を制するとは「片づける」ということ

自律神経は50歳を境に急降下することはお伝えしたとおりですが、そこから多くの方が定年を迎える60歳までの間、できれば55歳までには、ある程度準備をしておくことは大切です。準備とは具体的には、老いない習慣を身に付けることです。私自身も55歳ごろ、どうにもモチベーションが上がらない時期がありました。それをどう解決したかといえば**「片づけ」の一言につきます。職場も自宅も、毎日片づけていました。意識してやったことといえば、それがすべてです。**

自律神経の視点からいえば、**「たくさんある中から選択する」「どれにするか迷う」「見つからないものを探す」「イライラする」こういうときに、自律神経が乱れます。要は片づいていない状態です。**汚い部屋にいると、それだけで自律神経は乱れてしまい、よいアイデアが浮かぶこともなければ、前向きな気分にもなれません。

逆に、必要なものが必要な数だけあれば、選択の必要はありませんし、そもそも必要なものしかなければ、どれにするか迷うこともありません。そして必要なものが必要な場所にあれば、探す必要もありません。こういう状態であれば、イライラすることもなくなります。**きれいに片づいた部屋にいれば、それだけで前向きになり、パフォーマンスが上がります。**中には片づいていない状態でもまったく問題ない、という方もいらっしゃいますが、若いうちはよくても、**歳を重ねると自律神経は低下していきますから、徐々にイライラする機会が増えて、イライラするとさらに自律神経が乱れるという悪循環**になります。

一方、片づけるという行為自体、自律神経のバロメーターになります。自律神経が乱れた状態では片づけること自体、難しいと感じることもあるでしょう。また、「片づけたいのに片づかない」ということがストレスになって、逆に自律神経が乱れてしまう人もいます。そんなふうにならないためには、無理をしないことが一番。**毎日「一箇所だけ」と決めて片づける**習慣を身に付けましょう。引き出しが三つあるからといって、三つ全部片づけなくても大丈夫。今日は一番上の引き出しだけ、明日は二段目、といった具合に、少しずつやることです。

check!

□ 靴は自分で把握できる数だけ持つ

机の上にはお気に入りのペンを一本だけ置く

片づけ方のコツについてよく質問を受けます。よくある質問が次の三つです。

① どこからはじめればよいか

② どう片づければよいか

③ どうしたら継続できるか

①については、まずは自分の近くから。目に見えるところがきれいになると、気分が変わるので、**目にとまりやすい机の上からはじめる**ことをおすすめしています。よくビジネスの現場では「机の上がきれいな人ほど優秀」といわれますが、まさにそのとおりで、そういう方は片づけが自律神経に与える影響をご存じなのではないかと思うことがあります。何をどこに置くかが決まっていると探す手間が省けます。目の前が片づいていれば、自律神経にもよい影響があり、体調が整って仕事の質も上がります。

②については、一番は**物を減らすこと**です。物を捨てられないという方に、捨てられない理由を訊くと、大体「捨てた後で必要になったら困るから」という答えが返ってきます。

でも実際は、捨ててしまったものが本当に必要になることはめったになく、確率的には10万分の1くらい、というのが私の持論です。物が多いことは、片づかないことに直結しています。一年使わなかったものは、再び必要になることはないと思ってよいでしょう。**必要なものと不要なものを見極めて、不要なものは捨てること。そして本当に必要なものだけ決めた場所に置くこと。これが「片づけの極意」です。**ですから、本来机の上にはお気に入りのペンが一本あればよいのです。それがなぜ机の上にいろいろ置いてあるのかといえば、物が多すぎるから。そして、置く場所を決めていないからです。

③については、**毎日一箇所だけ、**と決めて、無理なくやること。そして**暮らしの中に片づけの時間を組み込むこと**です。私は帰宅後、今日は10分だけ、と時間を決めて、毎日片づけています。もはや一日の終わりの儀式のようなもので、そうすることで呼吸が整い、自律神経も整い、「さあ、これでまた明日から新しい一日がはじまるぞ」とモチベーションも上がってきます。一日たったの10分。この習慣ですべてがいい方向へ進みはじめます。

check!

□ 一年以上着ていない服を、いつか着ることはない

鞄の中が乱れると自律神経も乱れる

駅の自動改札の前で立ち止まって必死に鞄《かばん》の中を探っている人、見かけたことはありませんか？　恐らく定期券かスイカを探しているのでしょう。名刺交換で相手が名刺を出しているのにこちらの名刺は出てこない、スマホに着信があって鳴っているのに取り出せない……日常生活のこういったイライラは枚挙にいとまがありません。この章の最初でお話ししたとおり、「探す」「イライラする」という行為は、それだけで自律神経を乱します。

実は**自律神経は一度乱れると3〜4時間はもとに戻りません。**例えば腹が立つことがあったとき。バーンと怒った後、それで急に怒りが消えるわけではないですよね。しばらくもやもやしたり、落ち込んだり、気持ちが乱れている間じゅう自律神経も乱れます。呼吸も乱れ、心拍数も乱れ、血流が悪くなり、集中力は低下し、判断力も鈍ります。日常生活に少なからず影響が出ます。そうなると、自然に落ち着いてくるのに3〜4時間はかかります。人間の体はそういうふうにできています。ですから、これは余談ですが、できるだけ怒らないようにすることは、健康維持のためにはとても大事です。私はいつも、「怒りがわいたら、黙ってゆっくり呼吸しながら6秒待つ」ことをおすすめしています。5秒ではダメで、6秒。これが怒りをしずめるには必要な時間です。

話を戻しますが、スイカが取り出せず改札で立ち止まってしまうこと、名刺交換にまごつくこと、スマホを探すこと、これみんな、**鞄の中がきちんと片づいていればいい話**です。

自律神経の視点からいうと、きちんと片づいた鞄を持つためには、まず鞄選びから。私の考える自律神経を整える鞄の条件は、**ポケットや仕切りがあるもの。**ないなら小袋やポーチで中を整理するとよいと思います。また、肩掛けストラップがするする落ちたりするとストレスになります。**持っているときのストレスのない形状のものを選ぶ**ことも大切です。**重すぎる素材もストレスになる**のでおすすめできません。

鞄の中の整理も前のページでご紹介した「片づけの極意（P55）」にのっとって行ってください。**使わないものは鞄から出す。必要なものは入れる場所を決めておく。**「ひと目でわかる」「すぐに取り出せる」という状態をつくっておくことです。


check!

□ 鞄の中のどこに何を入れるか決めておく

60歳は人生の片づけどき

片づけは目に見える部分だけでなく、ものの考え方にも必要です。60代になると昔をふり返ることが増えてきます。60歳を過ぎて突然訪れたコロナ禍の時間は、私にとっては、人生を整理整頓するために充分な時間でした。改めて自分の30代40代をふり返ってみると、がむしゃらに走り続けてきたなと感じます。あれもこれもと追い求め、もっとできる、もっとやらねば、と背負いすぎていたことに気づきました。

ここにも**「片づけの極意（P55）」**は適用できます。**大切なのは、必要なこととそうでないことを見極めて、自分にとって大事なことを日常の適切な位置に置き、もう不要になったものを手放していくこと**なのではないか……そう考えるようになりました。**ある時点で過去を切り離して考えることは、前向きに生きる上で必要なことだと思います。**

鞄にはポケットや仕切りが必要という話をしましたが、引き出しの中の片づけにも、仕切りや箱が重宝することがあります。**私は人生を整理する上でも、心の中に箱を持つことが役に立つのではないかと考えています。**例えば、がんを経験された患者さんは、経験前と経験後では同じ生活を送れなくなることがあります。でも、現状を受けとめて前向きに生きていくには、過去を切り離して、「今、ここから」スタートすることがひいては、人生を充実させることにつながります。実際にそのように切り替えて、前向きに生きてらっしゃる患者さんをたくさん見てきました。

「昔はよかったな」と過去の思い出に浸ることは、たまにならよいですが、あまり浸りすぎると、未来を否定するネガティブな姿勢にもつながりかねません。長期的に続けば、自律神経を乱し、心のハリを失い、病気につながる可能性もあります。

医学的に見れば60歳という年齢は、箱を変えるときだと私は考えます。多くの方が定年で環境が変わり、日常のルーティンが変わり、肉体的にも変化が訪れるときです。またこの箱は、十年で変えるべきか、二年で変えるべきか、人によって異なる部分もあるでしょう。ライフイベントをきっかけに変えるのもよいでしょう。また、大きな箱の中に、小さな箱をいくつも持って、一日一日変えていけば、より充実した毎日になると思います。

check!

□「よかった昔」は過去のこととして切り離す

◆常に何があっても大丈夫な状況をつくっておく

例えば、夕方冷え込むかもしれない春先のある朝。天気予報では雨が降る確率は50%となっているとします。上着を持って行くか、傘を持って行くか、悩むところですが、皆さんならどうしますか？ 私の場合、こういう日は上着も傘も鞄に入れて必ず持って行きます。その分鞄は膨らんで重くなりますが、安心感には代えられません。自律神経の視点で見ても、上着も傘も持って出るのが正解です。**自律神経は想定外が一番苦手なので、できる限り想定内を増やしてあげることが、良い影響を与える**からです。

60歳を過ぎると、想定外が増えてきます。あまり物事を悪い方向へ考えるのは好きではありませんが、明日がんを宣告される可能性も、20代30代に比べればぐんと増えます。転んでけがをする可能性も高まりますし、友人知人の不幸も増えてきます。「前回お会いしたのはあの方のお葬式でしたね」などという会話も増えてきます。地震や災害、事故に遭う確率は20代30代も変わりませんが、万が一のときの心や体のリカバリーは、若いころに比べると相当厳しくなります。つまり、**いつ晴天の霹靂《へきれき》があってもおかしくない、そうい**

う時間の中、今を生きていかなければならないのが60代以降。だからこそ、一事が万事、備えることが大切になります。この備えのカギを握るのが、「片づけ」です。**片づいていることは不安の解消につながる**からです。

お金の管理も同じです。**資産がどういう状態になっているか、はっきりさせておくことは、自分はもちろん、家族の安心にもつながります。コツは誰が見ても分かるよう「シンプルにまとめること」**です。私の場合、ノート一冊にすべてまとめてあります。預金、株など手書きで書いて、この一冊があればすべてOK！という状況にしてあります。

60歳以上の三大不安要素といえば、健康・お金・孤独です。これらも、日々の片づけを習慣にすることである程度解消できます。片づけて体を動かすことで、運動になります。健康維持につながることで医療費節約にもなります。一日の暮らしを整理して行動すれば、無駄な出費も防げます。時間を決めて片づければ、集中力が増して充実感を得られるので、孤独感もまぎれます。

check!

□ 万が一に備えて、家族が困らない状況をつくっておく

column

今こそ三ヵ月かけて徹底的な片づけを

60歳という年齢は、長い人生の中でも一番大きな転機と言っても言い過ぎではないでしょう。仕事にもよりますが、多くのサラリーマンの方にとっては、日常が大きく変わる節目です。これを機に、気持ちを新たにするためには徹底的な片づけが一番です。理想は自宅の身の回りから、実家、日常生活、人間関係、資産、人生……あらゆるところを整理整頓したいものです。

大概の人は、心のどこかに「いつか徹底的に片づけたい」という気持ちがあるのではないでしょうか。私もそうでした。多分30代くらいからいつかやろうと誰しも思っているものの、いろいろな理由をつけて、まだ大丈夫という感覚でずっと来てしまう。60歳を過ぎてもまだ大丈夫、と思っているうちに、病気になったりけがをしたり、いろいろなことが起きてくる。必要に迫られて慌ててはじめる。でも体力がすでについていかず、満足いくほどにはしっかりできない……というのがよくあるパターンでしょう。まあ、最終的に何もやっていなくたって、どうにかなっちゃうのも事実ですが。

ただ、そうやってバタバタやると、不安を残して死ななければならなくなります。遺される人のことを思ったら、やはり、どこかのタイミングで時間をとって、しっかりやっておかなければならないでしょう。

私も、コロナ禍に徹底的な片づけをしました。60代で片づけなんかすると、終活を想像して気分が暗くなる、という方もいらっしゃいますが、それは逆で、身の回りがすっきりして、久々に毎日を精一杯生きよう！　という気持ちになれたように思います。

老いないための10のカク言

02 ― 片づけをはじめるなら自分の近く《ちカク》から

老いない習慣 03

鍛える

鍛える習慣の処方箋

《用法》
暮らしの中で
簡単にできる
体を「鍛える」習慣を
身に付ける

《効果効能》
体を動かすことで
血流がよくなり、
自律神経が整い、
もっと動けるようになる

鍛えるための問診票

次のうち、あなたの現状に当てはまるものに、
いくつでもチェックを入れてください。
答えは次のページから
はじまる本文でチェックしましょう。

check!

- □ 若いころよりおなかがたるむのは当たり前のことだと思う
- □ 定年後こそジムでハードに鍛えようと考えている
- □ 運動したい気持ちはあるが、何をしたらよいか分からない
- □ 駅では迷わず階段よりエスカレーターを使う
- □ 毎日疲れてぐったりしている

◆「あきらめ」を「挑戦」に書き換える

先日、80歳になったばかりの方とお食事する機会がありました。その方から出る言葉が、「もうあきらめてるから」「もう何があってもおかしくないので」というものばかりでした。決してどこか悪いわけではないのですが、常に人生のゴールを意識されているようで、少し残念になりました。また、70代の方からは、「犬を飼うかどうか迷っているんですよね」という相談を受けました。理由を尋ねると、「犬が私より長生きしたらかわいそうなので」という返事でした。おそらく、ほとんどの方は「老い」と「あきらめ」が連動してしまっているのでしょう。皆さん、そうやって自分で限界をつくってしまっているのです。

そこで私が言ったのが、「人生一〇〇年時代、まだ二十年もありますよ!」ということです。２０２３年の厚生労働省による日本人の平均寿命は、男性81・０９歳、女性87・１４歳で、男女ともに80歳を超えています。内閣府の発表では、２０６５年には、男性84・９５歳、女性は91・３５歳になるとされています。実際自分がいくつまで生きるのか、それはまったく分からないことですが、**年々延びていく平均寿命を考えると、すべての人が**

100歳まで生きる心づもりは必要だろうと思います。ですから、「いくつになっても、今やりたいことをどんどんはじめたほうがいいですよ」ということです。そういう気持ちを持つことが重要で、その気持ちが五年、十年の健康寿命の差につながると思います。

私には「やりたいことリスト」があります。それこそ書ききれないくらい頭の中にもやりたいことがあふれていますが、その筆頭にくるのが「体を鍛え直すこと」です。特に腹筋と背筋にターゲットを絞って鍛えようと思っています。「鍛える」などというと他人事のように聞こえるかもしれませんが、**「鍛える」とは、言い換えれば「動く」ということ**です。

歳を重ねると、それだけでモチベーションが落ちてきます。モチベーションが落ちてくると動けなくなります。動かないとまたモチベーションが落ちます。そうなると何が起きても、後ろ向きにとらえるようになり、それでまたモチベーションが落ちます。そこまでくるともう泥沼です。動かなければどんどんはまっていくだけ。だからこそ動くこと。まずは、「動くぞ！」という気持ちになっていただくことが第一歩です。

check!

□ 若いころよりおなかがたるむなんてあり得ない！　と思い込む

◆「心・技・体」より「体・技・心」

私は長年アスリートの体調管理など、スポーツの分野でパフォーマンスを上げるためのアドバイスをしてきました。パフォーマンスを引き出すためには、「心・技・体」すべてをバランスよく整えることが大切で、これらがそろってはじめて最大限の実力を発揮できるといわれてきました。やがてこれはビジネスシーンなどでも重視されるようになり、いまやこの言葉を知らない人はほとんどいないのではないか、というくらい日本人に認識されている言葉なのではないでしょうか。ところが、私は**「心・技・体」より「体・技・心」**といつもお伝えしています。まず体が健康で自律神経が整っている状態が大切で、その上で初めて、技術や心の状態がついてくる、と考えています。

特に60歳以上の方は、「体・技・心」だと思います。実際のところ、まず体です。歳を重ねると、**肉体が健全であることは、何ごとにも代えがたい強み**になってきます。ですから、私の「やりたいことリスト」の筆頭は「体を鍛え直すこと」になっています。60歳過ぎた方に「健康のため何か取り組んでいることはありますか?」と尋ねると、皆さん「暴飲暴食をしないようにしています」「できるだけ睡眠をとるよう心がけています」といった答えが返ってきます。それももちろん大切です。でも私自身は、それだけではなく、ちょっと欲張って「体を鍛え直す」ということをやってみようかと思っています。

ちょっと私もやってみようか、と思ってくださる方がいらっしゃれば、とてもうれしいことですが、ここに一つ注意点があります。**急にハードなトレーニングをすることは避けてください。急にハードなトレーニングをすると、かえって自律神経が乱れてしまいます。**そしてリンパ球という我々を守ってくれている細胞が減ってしまうことにつながります。リンパ球が減ってしまうと、免疫力が低下してしまい、風邪を引きやすくなったり、疲れやすくなったり、かえって体調を崩すことにつながりかねません。私の外来にも、ジムには十年間会費を払っているだけで一回も行ったことがない、という方がいらっしゃいますが、**定年後時間ができたからといって、ここぞとばかりにハードなトレーニングをするのは危険です。**もっと手軽にはじめられるメニューを次のページでご紹介します。

check!

□ **急なハードトレーニングはかえって危険**

◆習慣にしたい小林式簡単トレーニング

では実際にどんなトレーニングをすればよいか、ということですが、私は60歳からはじめる運動には次の三つの基準を定めています。

① 息切れをしない運動
② にこにこ笑顔でできる運動
③ 翌日疲労や筋肉痛を残さない運動

この基準に当てはめて、自律神経を整えて健やかな体に導く60歳からのトレーニングメニューは次の三つを推奨しています。

① 3分呼吸法

健康長寿のカギは肺と腸です。生きていくためには呼吸と食事が不可欠だからです。肺には残念ながら再生機能がなく、肺自体を鍛えることはできませんが、肺の広がるスペースを広げてあげるトレーニングはできます。**実際のやり方は、3秒鼻から吸って6秒口から吐く、という1：2の呼吸を3分間続ける**だけです。姿勢を正すという意味でも、胸を広げて呼吸しましょう。「運動ではないじゃないか！」と思われる方もいらっしゃるかもしれませんが、まずはここからです。3分がきつい方は1分からはじめてください。集中すれば瞑想に近い感覚があると思います。

② 朝晩3回スクワット

これは呼吸法の応用編で、深く呼吸をしながらスクワットをします。膝が90度になるようなハードなスクワットをする必要はありません。できる範囲で大丈夫です。**まずリラックスした状態で両足を肩幅に開いて立ち、4秒間かけて口から息を吐きながら腰を落としていきます。そして4秒間、鼻から息を吸いながらもとの位置まで戻ります。これを3回くり返します。**朝晩の習慣にできると、筋力強化、血流改善、認知症予防にもなります。

③ 10分ウォーキング

一番手軽な運動がウォーキングです。5分からのスタートでも大丈夫。**自分のペースでリズムを意識する**と自律神経が整います。少しずつ距離を伸ばしていけるとよいでしょう。

check!

□ 運動したい気持ちがあるなら、小林式簡単トレーニングを！

◆継続すればするほど「わくわく」が増える

運動はしたいけれどなかなか継続できない、という相談もよく受けます。続けるコツはいくつかありますが、一つ目は、やはり**習慣として暮らしに組み込むことです。**前のページでご紹介した「3分呼吸法」も、夜寝る前にやると決めておくと、習慣化しやすくなります。**まずは二週間続けることです。**二週間毎晩続けていると、実際に自律神経が安定して、眠りにつきやすくなったり、安心した気持ちで一日を終えることができるようになったり、さまざまな効果を実感できると思います。逆にやらなければ落ち着かない状態になってきます。二週間続けば一ヵ月続きます。一ヵ月続けば三ヵ月続きます。三ヵ月続いたものはすでに習慣として完全に定着していますから、一生続きます。

二つ目は、**ゲーム感覚で行うこと**です。例えば家から駅まで10分かかるとします。その10分を最初はふつうに歩いてみる。でも、二日目は9分を目指してみる。三日目は8分……このように少しずつ負荷をかけていくだけでも、達成感が感じられ、モチベーションが上がります。私は職場でエレベーターを使わず、階段を使うようにしています。はじめは3階まで上がるだけでも大変でしたが、毎日続けているうちに徐々に疲れなくなってきて、そのうち7階でも平気になってきました。やはり、体は使っていれば限界はないのだな、と感じています。何もやらなければ衰えるだけですが、何かしらやっていれば、必ず変化します。**毎日続けると自分がどう変化していくのか、そういう「わくわく」を味わう**だけでも、何かを続けるということには意味があると思います。

三つ目は、前もって決めておくことです。何をかといえば、「エスカレーターに乗るか、階段でいくか」です。私は健康をテーマにした講演会などでもよく、**「エスカレーターに乗るか、階段でいくかが健康の分かれ道」**とお伝えしています。駅で並んで順番を待ってでもエスカレーターに乗る人を見ると、大体疲れた表情をされている方が多い。一方で、階段を一生懸命二宮金次郎のようにのぼっている人を見ると、大体表情が明るい！　**階段を一段一段のぼるリズミカルな動きは副交感神経を高めます。**運動になるだけでなく、メンタル面にも効果があることは間違いないので、ぜひ階段を選んでください。

check!

□ 駅では迷わずエスカレーターより階段を使う

◆体が動けばモチベーションがついてくる

何度も言うようですが、すべてのカギはモチベーションです。モチベーションを常に保っておくことです。若い人でもモチベーションが上がらず悩んでいる人もいるくらいですから、60歳を過ぎて常にモチベーションを保つというのは、なかなか難しいことです。「そもそも体がついていてこない」という声はよく聞きます。でも、私は**モチベーションを保つためにできることは「動くこと」**だと考えています。

「そうは言っても、毎日疲れてぐったりしていて動けません」という声も聞きます。私は「そんなときこそ、ちょっと動いてみましょう」とお伝えしています。また、「何か疲れをとるコツはありますか?」と訊かれることもよくありますが、「動くことです」とお伝えしています。**「疲れたな」と思ったときこそ動いてみる、これが私の信条です。**動けば血流がよくなり、自律神経にもよい影響があります。動くことで交感神経が高まり、その後副交感神経が上がるので、切り替えもうまくできるようになり、バランスもよくなります。動けば疲れがとれるというのは医学的にも正しいことです。

皆さんがハードルを感じるのは、おそらく「動く」と聞くと、フットワーク軽くきびきび動く、激しい運動をこなす、予定をパンパンにつめ込んでこなしていく……といった、熱血ビジネスマンのような極端なイメージがあるのではないでしょうか。そこまでやる必要はまったくありません。私がすすめているのは**「少し動く」「無理なく動く」「ゆっくり動く」**ことです。ただ、やるかやらないか、1か0かの違いはとても大きいということは間違いありません。また、動き続けることで徐々に体が慣れてきて、もっと動けるようになるというのも確かです。ですから、

① 0を1にする：簡単、短時間、ちょっとやってみるだけでOK
② 二週間続ける：暮らしに組み込んで同じ時間、同じタイミングで続く環境をつくる
③ 変化を楽しむ：徐々に慣れてきたら「わくわく」する感覚を大事にする

このステップを大切に、やってみてはいかがでしょうか。ぐったりしているときこそ、深く呼吸をしながら3回スクワットをする、これならできそうな気がしませんか？

check!

☐ **疲れてぐったりしているときこそ動いてみる**

column

早朝のトレーニング習慣

インタビューなどで一日のスケジュールを訊かれることがあります。

・5時　起床
　　　トレーニングジム
・6時　朝食
・7時　移動
・8時　職場到着
・9時　外来診療開始

午前中のインタビューで「すでにジムでトレーニングを終えてきた」と言うと驚かれることがよくありますが、朝起きたらまずジムに行く、という習慣をもう三十年以上続けています。きっかけは単純で、海外のビジネスマンが早朝ジムに行ってから通勤している、という話を聞いて「なんかそういうのってかっこいいな」と思ったことです。

朝早くスタートして、やるべきことをこなすというのは気持ちがいいですし、自律神経にもよい影響を与えます。もう習慣化しているので、起きるのがつらいということもないですし、三十年間毎朝休まず通い続けています。

ただ、運動するなら早朝がいい、というようなことは特になく、私はたまま朝の時間がとりやすかったのでそうなりました。継続するには一番習慣化しやすい時間に組み込むことが大事です。これができれば9割成功です。何かをはじめるなら、ご自身の暮らしを整理して、一番習慣化しやすい時間帯を見つけてください。

老いないための10のカク言

03
動いて汗をかく《カク》ことは好循環のはじまり

老いない習慣 04

やめる

やめる習慣の処方箋

《用法》
自分に必要なことと
不要なことを見極め、
不要なことを「やめる」
習慣を身に付ける

《効果効能》
暮らしに余裕が出て、
本来の自分を取り戻し、
心身ともに健やかになる

やめるための問診票

次のうち、あなたの現状に当てはまるものに、
いくつでもチェックを入れてください。
答えは次のページから
はじまる本文でチェックしましょう。

check!

- □ 一日があっという間に過ぎていて驚くことがある
- □ 今の自分と過去の自分を比較して落ち込むことがある
- □ 毎日忙しくてゆっくりできる時間がない
- □ 今のところ新しいことをはじめる時間はない
- □ 定期的に飲みに行く「飲み仲間」がたくさんいる

◆ほとんどの人は20%で生きている

スポーツ医学の立場から、アスリートのアドバイザーをしてきたことは前の章でもお伝えしたとおりですが、アスリートのトレーニングには次の三つのアプローチ法があります。

①ストレングス：筋力を鍛え、技術を向上させるトレーニング
②ケア：故障などでマイナスになった部分をゼロに戻すトレーニング
③**コンディショニング：実力を発揮するために状況に合わせて調整するトレーニング**

アスリートは、トップに近づけば近づくほど、同レベルの実力を持つ者同士が競い合う世界。持っている力を100%出し切れない限り結果を出すことができません。だからこそ、③のコンディショニングが大切になってきます。

序章でも書いたとおり、この**コンディショニングこそ、自律神経に関わる部分で、アスリートに限らず、誰もが日常生活に取り入れるべきだと、私は考えています。**具体的には、自分の行動や暮らしを見返して、今の状況に合わせて調整していくことです。つまりは、**必要なことと不要なことを見極めて、本当に必要なことを的確に暮らしの中に配置してい**

くことです。つきつめて考えれば、これも片づけの極意（P55）と同じです。

一日の暮らしを１００％の棒グラフに表すとすると、世の中のほとんどの人は、20％ぐらいで生きているのではないかと思います。80％はグレイゾーンで整理整頓できないまま、流されて生きているのではないでしょうか。60歳を過ぎたら時間は貴重です。本来必要ではないのに何となく習慣になってしまっていることは、思い切ってやめてみてはいかがでしょうか。そのためにやっていただきたいのが、次の三つのステップです。

①一日をふり返って、何時から何時まで何をしたなど、行動を書き出してみる
②書き出したものを眺めて、何にどれくらい時間を費やしていたか確認する
③本当に必要だったのか、その時間をもっと別のことに使えなかったか、考えてみる

おそらく、ほとんどの方は何かしら無駄な時間があったことに気づくのではないでしょうか。もし不要なものに多くの時間をとられていたことに気づいたなら、これからより健康で充実した日々を送るチャンスです。

check!

□ 自分がとらわれているものの正体を知る

過去の自分と現在の自分を分けて生きる

もう一つ、我々がとらわれがちなのが、過去の栄光です。60歳を過ぎると、後ろをふり返ることが増えてきます。でもあまりそこに時間を費やしていると、前に進めなくなってしまいます。ただでさえ、60歳を過ぎると一歩前進、二歩後退の状態になります。どちらかというと右肩下がりになってきて、発展も進展もない状態になります。60歳までにいた環境で感じていたストレスが、病気になって現れることもありますし、気を付けていても、認知症になる可能性も否定できません。そういったことが自分の身に起きたとしても、受け容《い》れるしかありません。暗いことばかり並べてしまいましたが、一番お伝えしたいことは、**60歳を過ぎると、何があってもおかしくない、でも人生はそこから先もまだまだ続いていく、ということです。**この先をどうしたら前向きに生きていけるのか。**その答えは、私は「片づけ」だと考えています。習慣02片づける**でもお話ししましたが、心に箱を持つことです（P58）。**過去のことは切り離して、「今、ここ」からスタートする新しい箱を、心の中につくりあげていく**イメージです。

人間、常によい状態をキープするのは難しいことです。若いときは、たとえショックな出来事があっても、仕事がどんなにつらくても、体力もあって友達もいて楽しいこともたくさんあるので、意外に簡単に乗り切れてしまいます。でも60歳を過ぎると、病気や死が近づいてくる分、不安や孤独を感じることが増えます。にも関わらず、ショックなできごとを払拭できるだけの体力もパワーもなくなってきます。だからこそ、**何が起きても、それにとらわれるのをやめられる「考え方の習慣」が必要になってきます。**

なぜこんなことを書くかというと、日本には皆が宗教を持つという文化がないからです。西洋ならば、「すべては神が決められたこと、神の御心《みこころ》のままに」と考えることで、すべてを受け容れ、楽な気持ちになれるのでしょうけれど、我々はそう単純にはいきません。ですから、「新しい自分の世界を今日からつくるんだ」という気持ちで、自ら箱をつくって、新しい箱に入っていくイメージを持つことです。古い箱にはもう戻れない。そう考えれば、前を向いて、いつでも新たなスタートを切れるのではないでしょうか。

check!

□ **昔と今は違う箱にあり、古い箱には戻れない**

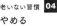

やるべきことの量を減らす

毎日忙しいと感じている場合、**やめられることは一日の行動だけではなく、人間関係の場合もあります。**引っ越しをするとすっきりするのは、たくさん不要になったものを捨てて、新たな箱で新たなスタートが切れるからでしょう。ただし、人間関係の場合、そう簡単にはいきません。だからといって、ずるずるそのまま続けていれば、何も変わりません。**人間関係の整理は、私は50代からはじめるべきだと思います。**本当に必要なことだけをしていく、もうそういう時期に来ていると思います。それをできるかできないかで、60代70代で見える世界が変わってくるのではないでしょうか。

人間関係の整理も、片づけの極意と同じです。自分が本当のところどう感じるか、ストレスになる人間関係なのか、わくわくする人間関係なのか、そこが基準だと思います。気を遣うパーティーや、なんだか気が進まない会食にはもう行く必要はないのではないでしょうか。私自身も、50代から、いわゆる飲み会にはほとんど行かなくなりました。本当に必要かどうか常に自分に問いかけて必要なものだけ参加しています。

世界12ヵ国で読まれた『フランス人は10着しか服を持たない』という本がありました。典型的なカリフォルニアガールだった著者が、フランスに留学したときの経験を語るエッセイです。ホームステイ先のマダムは貴族の末裔で、ファッション、食事、ライフスタイルすべてがシック。その価値観に感銘を受けて自分を変えていく……というストーリーですが、あれは最高の本ですね。シンプルがいかに重要かということを再認識しました。

いずれにしても、**自分の器を知ることが大事です。器を知って、器におさまるだけのことをすれば余裕が持てます。それが自律神経にも一番よい影響を与えます。**余裕があると自律神経は自然に働きやすくなりますし、やるべきことの量を減らせば、すべての動きをゆっくりにすることができます。なぜゆっくり動くのがよいのかといえば、ゆっくり動いている人で失敗する人はいないからです。例えばお茶を飲むのも、パッと動いて口に運ぼうとするからこぼして熱い思いをしますが、ゆっくり動けばこぼすこともありません。ゆっくり動けば、呼吸もゆっくりになるので、副交感神経も高まります。

check!

□ ゆっくり動く余裕を持つために、やめることを決める

「やめる」とは「はじめられる」ということ

私は、常に職場も自宅も片づけていますが、これにはさまざまな理由があります。気持ちがすっきりするから、自律神経が整うから、効率よく動けてパフォーマンスが上がるから……などいろいろありますが、一番の理由は、**いつでもはじめられるようにしたいから**です。片づけることで新しい環境ができる。新しい環境ができると、まるで引っ越したばかりのときのように初心に返ることができます。この「初心に返る」ということが大事で、いくつになっても初心に返れば、フレッシュな気持ちで、ある程度の緊張感をもって、わくわくしながら一日をスタートすることができます。

この、わくわくする、ということが自律神経にはとてもよい影響を与えます。ここまで読み進めてきた皆さんは、もうある程度自律神経のことが分かってきたことと思います。では、わくわくすると、交感神経、副交感神経、どちらが高まると思いますか？　実は、**わくわくするとどちらか一方ではなく、両方が高まります。これは自律神経にとっては一番よい状態です。両方高まるのは、わくわくしたとき、感動したときです。**

ところが、自律神経は加齢とともに衰えていくため、60歳を過ぎるとわくわくも感動もしにくくなります。例えば顔見知りの好感度の高い異性がいたとします。そんな人に突然肩にふれられたとします。20代なら、おそらく心臓がドキドキして交感神経も副交感神経も一気に上がるでしょう。でも50代ともなると、そんなことがあってもそれほどドキドキしなくなります。むしろ、「肩にホコリでもついていました?」という気持ちが先にくるようになります。これはもう経験値の問題です。経験値があると慌てることが減る分、感動も減っていきます。**年齢とともに自律神経のトータルパワーがどんどん下がってくることに加えて、感動が減るというのも自律神経が上がりにくくなる理由です。**

ですから、新しいことをはじめることは大切です。新しスタートを切れれば、新しい人生がついてきます。そのためには、**はじめられる余裕を持つこと。その第一歩が、「やめる」「捨てる」「片づける」です。**これができないと、はじめられません。これができる人は、はじめられる人で、老いない人です。

check!

□ 新しいことをはじめるためには、まずやめる

60歳過ぎたら飲み会より合コン

人間関係についても同じことがいえます。定年後は飲み会に忙しい、という話もよく聞きます。気の置けない飲み仲間がいるのは幸せなことです。でもあまりにいくつもの会に顔を出して頻繁《ひんぱん》に誘いを受けていると、それだけで日常生活がいっぱいになって余裕がなくなってきます。酒量が増えることも健康を害する原因になりますし、**いつも同じメンバー、いつも同じ会話では、わくわくすることも感動することも減ってきます。**

同じ飲みに行くなら、合コンがおすすめです。「え？　60歳過ぎて合コン⁉」と思われるかもしれませんが、自律神経を軸に紐《ひも》解くと、いろいろと面白いことがあります。恋愛はその典型です。**恋愛感情ほどわくわくするものはありません。**昔から「英雄色《いろ》を好む」といいますが、まさにそれです。何人もの女性と縁を持つということは、それだけで活力が出てくるわけで、いわゆる英雄は皆女性が好き、という意味でしょう。今の時代、口にしにくいテーマではありますが、昔も今も根本は同じです。女性の場合はドラマなどで「推《お》し活《かつ》」を楽しんでいる、という話も聞きますが、それも効果は合コンと同じでしょう。

ただ、実際にコミュニケーションをとることはさらに重要です。特に新しく出会った人とコミュニケーションをとることは、自律神経によい影響がありますし、相手が若い人であれば、さらによい影響があります。私の友人に高校の教師がいますが、見た目が若いなといつも思います。自律神経の視点でいえば、毎年新しい出会いがあり、毎日若い人たちとコミュニケーションしていることが、外見を若く保てる理由ではないかと思います。

年相応に、という考え方は謙虚で筋の通ったものですが、自分に制限をかけることにもつながります。人間50になっても、60になっても、70になっても、80になっても、恋愛するときは20代と変わらないと思います。

皆さんに合コンをすすめたものの、高校・大学と厳しいラグビー部に所属していた私には、若いころ合コンをした経験がありません。そこが一番の後悔かもしれません。もし私が今から合コンに行ったら、初めてのことで勝手が分からず、恥をかくかもしれません。でも心地よい恥なら自律神経にはよい影響があります。

check!

☐「飲み仲間」とはほどほどに。新しい出会いも大切に

column

60歳過ぎたら「まず自分」

同年代の悩みを聞く機会がたまにあります。窓際的な部署に追いやられた、誰も挨拶してくれない、友人と疎遠になっていく、家に楽しいこともない……なるほど、と思いながら聞きますが、結局なぜそうなるかというと、自分を評価する基準が他人の目にあることが原因でしょう。それもそのはずで、現役世代は他人の評価がすべてで、評価されることがモチベーションにつながっているので、歳を重ねると生きづらくなるのは当たり前のことなのです。

だからこそ、ここで切り替えが必要になります。60歳過ぎたらまず自分。自分が何にわくわくするか、わくわくすることを見つけることが重要になってきます。試合があるわけでも、試験があるわけでもなくなりますから、周りに期待するのではなく、自分で自分の世界をつくり出さざるを得ません。

先日あるパーティーの招待状が届きました。東京駅の近くにオープンした

老いないための10のカク言

04 ― 義理を欠《カ》く《ク》ことがあってもよしとする

ホテルでのパーティーです。会場は実に華やかで、有名人もいっぱいいてマスコミの取材も入り、あちこちでフラッシュがたかれていました。私はもともとパーティーが好きなほうではありません。一人っ子なので、一人で楽しむ術《すべ》はいろいろ心得ていますが、大人数でわいわいやるのが得意なほうではありません。それがなぜ参加する気になったかといえば、その新しいホテルに行ってみたかったから。60歳過ぎたら、自分の行動は、こういう単純な理由で決めてよいと思います。やりたいかやりたくないか、好きか嫌いか。それを遠慮なくできるのが60歳以上の特権でもあると思います。

老いない習慣 05

はじめる

はじめる習慣の処方箋

《用法》
初めてのことも
躊躇《ちゅうちょ》せず
「はじめる」習慣を
身に付ける

《効果効能》
今日が「はじまり」と
思うだけで、
気持ちが改まり
意欲がわいてくる

はじめるための問診票

次のうち、あなたの現状に当てはまるものに、
いくつでもチェックを入れてください。
答えは次のページから
はじまる本文でチェックしましょう。

check!

- □ 「老い」＝終わり　というイメージがある
- □ 現時点で不安に思っていることが二つ以上ある
- □ 今からやる気はないが十年前ならやりたかった、という趣味がある
- □ 趣味も特技も特にない
- □ 何かを新しくはじめられるほどの元気はない

◆「老い」＝新たなスタートと考える

今、日本に100歳以上の方は9万人以上いらっしゃいます。これまでも書いてきたとおり、今や人生一〇〇年時代。60歳はマラソンでいえば折り返しを過ぎたあたりです。

ここで医師の立場から、日本の医療の現状を少し語らせてください。**日本の医療の一番の課題は、健康寿命と平均寿命の差をいかに埋めるかということです。**健康寿命とは「健康上の問題で日常生活が制限されることなく生活できる期間」のことを意味します。大前提として、健康寿命も平均寿命も、近年は毎年少しずつ延び続けています。内閣府が発表した2023年の健康寿命は、男性が72・68歳、女性が75・38歳。一方、平均寿命はというと、前のページでも書きましたが、男性81・09歳、女性87・14歳（2023年厚生労働省発表）。つまり、現在のところ、**健康寿命と平均寿命の差は男女ともに十年以上**あるのです。この差は、実はここ二十年ほど変わっていません。この数字は単純に、平均して十年間、男女ともに日常生活が制限されながら、何らかの形で医療と関わって生きていく、ということを意味します。この数字を信じるなら、男性は定年後平均して十二〜

十三年、女性は十五年程度しか健康で自由な時間がない、ということになります。

十年、十五年なんてあっという間。これは由々しき問題です。これを回避するために一番大事なのは、**「老い」をどう意識するか、意識の問題**だと私は考えています。実際のところ、「老い」＝終わりというイメージを持っている人がほとんどですから、そのイメージをまず変えていかないと、健康寿命と平均寿命の差は埋まってこないでしょう。

ですから私は**「老後をやめる」という提案をしています。**これまで必死で働いてきたのに、老後まで奪うのか⁉ と不満に思う方もいらっしゃるかもしれません。しかしながら、自分の身に置き換えて、この十年間をどう過ごしたいか？ という質問を投げかけられたとき、心身ともに健康で元気に過ごすか、寝たきりで過ごすか、後者を選ぶ方はいないと思います。**意識一つで変わるなら、新たな意識ではじめませんか？** ここでもまた、新しい箱をつくるという考え方が役に立つでしょう。意識が変われば、習慣が変わります。習慣を変えるということは、未来が変わるということです。

check!

□ 「老い」を理由に終われないのが現実

◆暇だと不安を感じやすくなる

老後に不安を感じるか？　と訊かれて感じないと答える人はまずいらっしゃらないのではないでしょうか。誰だって生きていれば不安に感じることはあるものです。

株式会社セコムが、20代から60代の方500人以上を対象に、2021年にインターネットで行った「老後の不安に関する意識調査」によると、**「老後に不安を感じる」と答えた方は8割以上。**年代別では40代女性が92％と最も高い結果でした。また、不安の内容を「病気やけが」と答えた人は全体の8割以上、「経済的負担」と答えた人は全体の6割以上、「介護」と答えた人は5割以上でした。最近さまざまな調査機関がこのような調査を行っていますが、大体結果は似ていて、**健康・お金・孤独は老後の三大不安**ともいえます。

人間とは不思議なもので、一つ不安があると、一つにとどまらず、それに付随してさまざまな不安がわーっと押し寄せてきます。でも、そういうときはいつだったか、と冷静に思い出してみると、案外暇なときだったということ、ありませんか？　あなたの周りにいつも忙しく動き回っている人はいませんか？　もしいるなら、ちょっとその方を思い浮かべてみてください。その方が不安を口にするのを聞いたことはありますか？　おそらくないはずです。**忙しく動き回っている人ほど、不安を感じないもの**なのです。また、不安の数は多ければ多いほど、どうでもよくなります。乱暴な言い方をするようですが、仮に何十もの不安なことがあったとして……いちいち考えていられないじゃないですか。ですから、不安を感じて仕方がないという方は、一つの不安にとらわれすぎているのではないかと思います。

不安にとらわれない方法は一つしかありません。動くことです。動いて、何か新しいことをはじめることです。新しいことをはじめてわくわくしていれば、不安にとらわれることもなくなります。動けば動いただけ、失敗をすることもあるかもしれません。不安や心配ごとも新しく出てくるかもしれません。でも、その分わくわくすることも増えますし、不安への耐性もできてきます。一つの不安にとらわれ続けるよりも、動いて新しいわくわくと新しい不安に出会うほうが、よほど健康的です。

check!

□ 不安の数は、二つや三つより何十もあったほうがよい

「やりたいことリスト」は脳を活性化させる

「小林先生は自律神経の第一人者としていろいろ成し遂げてこられましたね」

「ベストセラーも出されて、掲げた目標はすべて達成されたのでは？」

などとよく言われます。でも、私にしてみれば、まだまだ全然です。自分がこれからやりたいことは、正直に言ってまだ整理しきれていませんが、あれもやっていない、これもやっていない……と、挙げていけば切りがありません。いくつか挙げると、

①　体を鍛え直す→腹筋と背筋を鍛え直したい

②　作曲する　→自律神経を整える音楽を作曲したい

③　小説を書く　→自律神経が整う、心がほんわかするストーリーを書きたい

④　旅をする　→ロンドンのラッセルスクエアに行きたい

こんな感じでいくつも出てきます。

ずっとやりたいと強く思っていたことも、やらずにいると記憶から抜け落ちて、そのまま消えていってしまうことがあります。そうなる前に整理してみてはいかがでしょう。「や

りたいことリスト」は言い換えれば「わくわくリスト」です。実際にやるやらないは別として、リストをつくるだけで、脳が活性化します。暮らしにハリが出て、モチベーションを高めることができます。

また、ご自身のやりたいことについて、「十年若ければやったかもしれないけど、今からはじめるのはもう無理だな」とおっしゃる方もいらっしゃいます。確かに肉体的な限界は無視できません。もし80歳の方に「エベレストに登りたい」と相談されたら、医師としてどう答えるべきか、悩むところです。気持ちだけでは決してOKは出せません。でも、実際に三浦雄一郎さんのように80歳でエベレストに登頂した方もいらっしゃいます。体を徐々に鍛え、長年の積み重ねがあってこその前人未踏の記録ですが、大事なことは、**長年の積み重ねが結果につながったという事実です。**

十年遅れたなら、十年分取り戻すつもりで、はじめてみるのもありなのではないでしょうか。その分熱中すれば、密度の濃い時間を過ごせるはずです。

check!

□ 十年を取り戻す気持ちで熱中してみる

これまでやってきたことを高める

そもそもやりたいことが何もない、という相談もたまに受けます。そんなときは、その方がこれまでどんな人生を歩んできたのか、お訊きしています。前のページで挙げた４つの「やりたいことリスト」ですが、つきつめて考えると、これまで私が**やってきたことの延長線上**にありました。

①体を鍛え直す→　三十年続けている朝のトレーニング習慣の延長線
②作曲する　　→　子どものころやっていた音楽と自律神経専門医の活動の延長線
③小説を書く　→　自律神経専門医の活動と執筆活動の延長線
④旅をする　　→　留学時代の延長線

趣味も特技もない、という方もいらっしゃるかもしれませんが、**やりたいことを見つけるには、経験値こそ役立つと思います。今までやってきたことの中から得意なことを選んで、それを高めて、さらにそれを軸に新しい分野にも目を向けて挑戦していく、**というのが入りやすいと思います。

私もふり返ってみれば、いろいろなことに挑戦してきましたが、苦手なこともたくさんありました。絵なんか描くとヘタですし、ダンスもうまいとはいえません……。現役時代は、得意先に合わせたり上司に合わせたり、苦手なことにもあえて挑戦してきた方もいらっしゃるかもしれません。それがそれで一つの形になっているのであれば、続けるのもありです。でも、60歳を過ぎたら、**好きなのにできなかったこと、もっとやりたかったのに時間がとれなかったこと**などを、思い出してみてはいかがでしょう。

私は最近、自分が意外に講義を好きだったのだな、ということに気づきました。大学でも学生を教えていますが、最近では、自分より年上の方に向けて講演をする機会が増えました。若々しい学生たちに話すのとはまた違って、人生経験豊富な方々に話す機会をいただけるというのはありがたいことで、そういう方々へ何かもっと伝えていけたら、という気持ちが強くなってきました。でも考えてみたら、私は両親ともに教員でしたから、講義や講演は、もしかしたら**DNAに刻まれた「好きなこと」**なのかもしれません。

check!

□ **趣味も特技もなくとも、経験値の延長にやりたいことはある**

何度挫折してもその度にまたはじめればいい

ここまで、新しくはじめる話をしてきましたが、「何かを新しくはじめる元気なんて、私にはもうない」という方もいらっしゃるかもしれません。それはそれでけっこうです。何も私は、新しく何かをはじめよう、ということばかりを言うつもりはありません。なぜなら、**誰でも生きている以上、必ず毎日新しい一日をはじめている**からです。

あなたがもし、毎日が同じだと感じているなら、**明日の朝新しい一日を迎えたとき、「今日が新しい人生のはじまり」と思ってください。**思うだけで充分です。それだけで、自律神経にはよい影響があり、血流がよくなり、気持ちも前向きになります。「今日が新しい人生のはじまり」だと思えば、家族の顔も窓から見える景色も、新鮮に見えるようになるでしょう。その気持ちが大切です。

また、皆さんの中にははじめたのに続けられなかった、という苦い経験をお持ちの方もいらっしゃるでしょう。今度こそとダイエットをはじめたのにやはり痩せられなかった、もう深酒はやめようと思っていたのについ3軒はしごしてしまった、もう夫に小言は言うまいと決めていたのにまたガミガミ言ってしまった……いろいろあるでしょう。でもそんなことを気にする必要はありません。それはそれとして、過去のこととして切り離してください。箱をつくり替えるのです。なぜなら「今日が新しい人生のはじまり」だからです。また今日からはじめればいいだけです。また続けられなかったとしても、またはじめればいいだけです。**何度挫折しても、「はじめる」習慣さえ身に付ければ、何度でもはじめればいいだけなのです。**冒頭にも書きましたが、私は「再生」の物語が大好きです。人生には思い通りにならないことが多々あります。60歳を過ぎると、そういうことがさらに増えてきます。**でも何度倒れても、その度に立ち上がることができればよいのです。**

以前同窓会で「あと一年、なんとかやり過ごすだけだね」と言っていた私の友人に、先日三年ぶりに会いました。見違えるように生き生きとした表情で、「ヨガを本格的にはじめてね」などと語っていました。「へえ～」なんて答えながら、いいこと見つけたな、と思いましたよね。はじめることさえできれば、すべてがうまくいきます。

check!

□ **毎日新しい一日をはじめている**

column

野球から学んだ一番大切なこと

私の人生は野球とともにあります。両親ともに教員だったので、小学生のころは学校から帰ると、30円のお小遣いとグローブを握りしめて近所の公園に出かけ、上級生たちに交じって球拾いをしていました。

中学生のときは野球部に入って県大会で準優勝までいきました。ある試合でさよならヒットを打ったときに、いわゆる「ゾーン」を経験しました。集中力が異常に高まった状態で、相手のピッチャーが投げた球が、止まって見えたのをはっきり憶えています。その記憶がいつまでも頭に焼き付いて離れず、それが自律神経を研究するきっかけになりました。

ヒットを打ち続けるための条件は何か？　と訊かれたら答えは一つしかありません。バッターボックスに立ち続けることです。私は最初に本を出版したときから十年以上、本を書き続けています。正直、きついときもあります

老いないための10のカク言

05
── 恥をカクことをおそれない

し、はじめてのテーマに不安や戸惑いを感じることもあります。でも、何事にも初めてはあって、恥をかくことをおそれていては何もはじまりません。

私も64歳という年齢になり、ほとんどの人がそうかもしれませんが、大学ではもう実験をやる必要もないですし、学生と接する時間も以前より減りました。外来と会議が主な仕事のようなものです。でもこうして本を書き続けているから出版社の方に会ったり、メディアから取材を受けたり、読者の方からお手紙をいただいたり、常に「はじまり」を迎えられています。さまざまなアイデアにふれるのは楽しいですし、刺激を受けて前向きになれます。

老いない習慣 06

時間を決める

時間を決める習慣の処方箋

《用法》
何をするときも、
まず何時までするか
「時間を決める」
習慣を身に付ける

《効果効能》
集中力が増すため、
気持ちよくできて
はかどり、
やることの質も上がる

時間を決めるための問診票

次のうち、あなたの現状に当てはまるものに、
いくつでもチェックを入れてください。
答えは次のページから
はじまる本文でチェックしましょう。

check!

- □ 朝は寝られるならいつまでも寝ていたい
- □ 朝食をとる習慣がない
- □ 帰宅後は、ソファでゆっくりするのが日課だ
- □ 夜ベッドに入ってもなかなか寝付けない
- □ やろうと思ったことが片づかないまま、日々が過ぎていく

自律神経は毎日同じが好き

自律神経を整えるためには、規則正しい生活が一番です。規則正しい生活とは、毎日同じ時間に起きて、同じ時間に食事をして、同じ時間に眠る、つまり**時間を決めて暮らすことです。**なぜなら、この**生活リズムこそ、自律神経のリズムだからです。**中でも特に大切なのが寝る時間と起きる時間です。この二つが生活リズムのカギを握っています。その理由を説明するためには、少し時間をさかのぼる必要があります。

自律神経は、まだ人類が狩猟生活をしていた時代から、生命維持システムとして機能していました。朝、日の出とともに獲物を追うモードとなり、夜、日が暮れたらしっかり休めるモードへ、うまく切り替わるように、太古の昔から交感神経と副交感神経は機能してきました。ですから、文明が進化して夜でも煌々《こうこう》と明かりが灯《とも》っている現代は、そもそも自律神経を乱しやすい時代なのです。

定年後、**生活スタイルが変わったのをきっかけに体調を崩す人が多いのは、規則正しい生活をしなくなることが要因の一つです。**毎朝同じ時間に起きて同じ時間に出勤していた生活から、特に予定のない毎日になると、時間を見失いがちだからです。

　では夜寝る時間と朝起きる時間、どちらから変えていくのがよいかといえば、**まずすべきことは早起きです。**朝早く起きられれば、夜も自然と眠くなるので、無理なく整えられるからです。朝起きる時間がずれ込んでいるな、という認識のある方は、意識して戻すようにしましょう。ただ、**自律神経は毎日同じが好きですから、極端な変化にはついていけません。**毎日30分ずつ早めていくぐらいの気持ちで、気長に取り組むことが成功の秘訣《ひけつ》です。30分でもきついなと思う方は、15分からはじめてみましょう。少しずつの変化なら、自律神経も対応できます。

　また、疲れたとき寝だめをしよう、という方もいらっしゃいますが、若いころならまだしも、**50歳以上の寝だめは生活リズムを乱すだけ**なので、おすすめできません。若いころは私も寝だめに挑戦したことがありますが、今は必ず毎日同じ時間に起きています。疲れていて多めに睡眠をとりたいなら、早めに休んで同じ時間に起きるよう心がけましょう。

check!

□ **まずはじめることは早起き**

◆朝の過ごし方が一日を決める

以前、田原総一朗さんと「老い」をテーマに対談をさせていただいた際、「朝起きたときに何か不安があると退化する一方だ」とおっしゃっていたのを覚えています。朝の過ごし方は一番大事です。**時間を決めて暮らすためには、ルーティンを決めておくとよい**と思います。私が実際にやっている朝のルーティンを五つご紹介します。

① 朝起きたらカーテンをあけて朝日を浴びる

朝日を浴びると体内時計がリセットされ、その瞬間から自律神経が活性化します。これでまず一日のスタートのリズムが整います。朝日を浴びながら深呼吸をしましょう。脳内で幸せホルモン・セロトニンが生成されます。セロトニンは、夜には睡眠ホルモン・メラトニンの材料になるので、朝日を浴びることはよい眠りにもつながります。

② うがいをしてコップ一杯の水を飲む

うがいをして、寝ている間に口の中にたまった雑菌を洗い流してから、水を飲みます。朝一杯の水を飲むことで、**自律神経とリンクしている胃腸の神経が刺激され、自律神経の**

働きがよくなり、一日のスタートボタンを押してくれます。

③ 体重計に乗る

朝起き抜けは一番体重が軽い時間です。私は毎朝チェックして、高校時代から変わらない体重をキープしています。**体重の変動は、ベスト体重からプラスマイナス2kg以内に留《とど》める**ようにしましょう。もし2kg以上変化していたら何らかの改善が必要です。

④ 軽めの運動をする

私はジムへ行きますが、スクワット（P71）など軽い運動を習慣にするとよいでしょう。

⑤ 朝食をとる

決まった時間にとるよう心がけましょう。**朝日を浴びて、朝食をとることで体内時計がリセットされ、自律神経が活性化します。**私は亜麻仁油《あまにゅ》をスプーン一杯飲みます。腸をコーティングして流れをよくしてくれるので、便秘がちな高齢の方にはおすすめです。亜麻仁油でなくともオリーブ油を、野菜やトーストにかけて食べることも同じ効果があります。

check!

□ **朝食をとることで体内時計がきちんと働く**

◆ 帰宅後ソファに座ったらおしまい

先日50代の女性から、「うちの主人、帰ってくるとソファに座って動かないんです」という話を伺いました。その気持ち、よく分かります。誰だって、安心する我が家に帰ってきたら、まずソファに座ってゆっくりしたいものです。でも、**ソファに座ってテレビをつけたらおしまいです。一回座ると立てなくなって、いつの間にか時間が過ぎていく、というコースに入ってしまいます。**私はあえて、帰宅後はソファに座らないようにしています。

私には帰宅後にもルーティンが五つあります。

① 靴を磨いて靴箱に入れる

長年アスリートのアドバイザーをしてきて学んだことは、成績を残す選手ほど、自分の道具を大事にするということです。イチロー選手は試合の後、必ずスパイクを磨いていますが、これは道具を大事にするというだけでなく、**オンとオフをうまく切り替えるための儀式**で、このルーティンが自律神経を高め、よいパフォーマンスにつながっているのでしょう。私も仕事モードから自宅モードに切り替えるために靴を磨いています。

② 今日着た服をクローゼットにしまい、明日着る服を用意しておく

一日をふり返りながら今日着た服をしまって、明日はこうしようと考えながら明日着る服を出しています。用意しておけば、**翌朝慌てずに余裕を持って行動できます。**

③ 水をコップ一杯飲む

これも、オンとオフの切り替えのためです。一日を終えて疲れた体は、循環血液量も減っているので、**一杯の水で血液の流れもよくなりリフレッシュ**できます。これは帰宅後に限らず、いつでもリフレッシュしたいときに有効な方法です。その後食事をします。

④ 10分だけ片づけをする

食後の皿洗いは私の趣味なので、食器をまず片づけます。そして**毎日10分だけ場所を決めて片づけをしています。**10分なら、負担にならず誰でも取り入れられると思います。

⑤ 30分だけソファに座ってテレビを見る

ソファに座るときは、**まず時間を決めてから**座るようにしています。

check!

□ まずやることを済ませ、何分座るか決めてソファに座る

よい睡眠をとるための夜の過ごし方

加齢とともに自律神経が衰えると、睡眠力も低下します。よい睡眠をとるためには、寝る時間に副交感神経優位にする必要があります。**交感神経優位な日中のモードから、夜のモードに切り替えるためには、やはり時間の管理が必要です。**それを考慮して過ごしているせいか、私の睡眠力はかなり優秀です。私の夜のルーティンを五つご紹介します。

① 夕食は寝る3時間前に済ませる

寝る直前まで食べている、という方はできるだけ改善してください。寝ながら食べるという人はいないわけで、食べているときは交感神経優位な状態です。**胃腸などを働かせるため交感神経優位な状態から消化を終えて、副交感神経優位に切り替わるのに大体3時間はかかります。**ですから、夕食は寝る時間から3時間前には済ませておくとよく眠れます。

② ぬるめのお風呂に浸かる

忙しいからとシャワーで済ませる方も多いようですが、私は**毎晩湯舟に浸かっています。**

湯舟に浸かると深部体温が上がり、それが下がることで心地よく眠りにつくことができます。具体的には40度前後のお風呂がおすすめです。冬場など、ぬるめでは体が冷えてしまわないか心配だという方は、お風呂を出る前に腰（おしりの上の仙骨）に3分程度熱めのシャワーをあててください。これで冷える心配もありませんし、気分もすっきりします。

③ スマホは寝る1時間前には見るのをやめる

「寝ながらスマホ」をする方も多いようですが、スマホから出るブルーライトは、夜を朝だと錯覚させ、自律神経を乱します。**寝る1時間前にはスマホから離れましょう。**

④ 照明を暗くする

煌々と明るい電気がついている状態や、テレビをつけっぱなしの状態では、自律神経の切り替えがうまくいきません。**照明を暗くして、体に寝る準備をさせてあげましょう。**

⑤ 呼吸を整えて「3行日記」をつける

私は「3行日記」（P124）をつけることで呼吸を深めていますが、3分呼吸法（P70）でもけっこうです。**一日をふり返って深い呼吸をする**と、安心して眠りにつけます。

check!

☐ よく眠るためには3時間前から準備する

◆期限があるからがんばれる

「近いうち会おうよ」と言って二～三年会っていない、そういう知人の方、いらっしゃいませんか？　いつなのか決まっていないことは、先延ばしになりがちです。

例えば、片づけをする場合も同じです。あそこを片づけたい、ここを片づけたい、そう思ってもなかなか手を着けられず、片づかないまま月日が流れていく……。この原因は、「いつまでに」という期限がないことです。**「いつかやればいい」ということは、「今やらなくてもいい」に直結してしまいます。**ですから一番大事なことは、「今週中にここまでやる」「今日は何時までにここをやる」といった具合に、**時間を決めることです。**

私が考える一番効率のよい仕事の仕方は次のようなものです。

①　やるべきことを書き出す

②　何をいつまでにやるか決める

③　順にこなしていく

何をしたらいいのかはっきりしない、もやっとしている状態が一番仕事が進みません。

何からとりかかったらよいか**迷っている状態だと、自律神経も乱れてしまいます。**やるべきことを書き出して整理し、**何をいつまでにやるかはっきりさせると、モチベーションは一気に上がります。**さらに、このいつまでという時間の定義は狭ければ狭いほど、集中力が増して濃い時間になります。

前のページで前向きに生きていくためには、心に箱を持つことだという話をしましたが、**この箱とはまさに「時間を決める」ことです。**過去を切り離すだけでなく、未来も区切ることで、今という時間を密度の濃い時間にすることができます。私は今、十五年分の大きめの箱をつくっていて、80歳まではこういう感じでやっていこう、というイメージを持っています。他にも、帰宅後9時までクローゼットを片づけよう、その後30分ソファに座ってテレビを見よう、という小さな箱も毎日つくっています。年齢を重ねると、集中力もダウンします。だからこそ、日々の暮らしも、人との約束ごとも、「時間を決める」ことが大事になってきます。**時間を決めることは、集中できる唯一の方法です。**

check!

□ **やろうと思うことは、いつまでにやるか時間を決める**

column

一日、一週間、一ヵ月、一年、それぞれに軸をつくる

これまで医師として、病気と闘っている方たちをたくさん見てきました。病気の方は「今日はすごく調子がいいんですよ」と、今日を楽しんだり、「明日調子のいい日が来るといいな」と、明日が来ることを楽しみに待っていたりします。

一日を強く生きているというか、生きることを大事にしているというか、病気の方はそういう感覚を持っていますが、健康な方にはそれがないのがもったいないな、とよく思います。でも心に箱をつくると、一日、一週間、一ヵ月、一年、それぞれの箱の中で充実して生きることができます。

外科にいたころは、年に5、6回学会などで海外に行っていました。二ヵ月に1回ほど訪れる学会に合わせて研究をして、締め切りの照準を定めて結果をまとめ、発表するための演習をして、行くための準備をする……学会が

軸になった生活でした。
今は何が軸になっているかというと、週末に鎌倉に行くことです。そこを軸に、動いているから一週間が充実できています。特に60歳からは、暮らしの中に何か軸があったほうがよいと思います。できればそれが、継続してできるご自身の核となるような活動であれば一番よいですが、例えば「土曜日の午後は気に入った喫茶店に行く」「毎月1日には映画に行く」でもいいと思います。そうすると、今月は何を観よう？ とわくわくしながら映画を決めて、どこで観よう？ と映画館を決めて、予定を書き込む。予定が入るとそこに軸ができて、次の一ヵ月をまた生き生きと過ごせると思います。

老いないための10のカク言

06 ― 自分の核《カク》となる活動を継続する

老いない習慣 07

記録する

記録する習慣の処方箋

《用法》
一日の終わりに、
その日に起きたことを
「記録する」習慣を
身に付ける

《効果効能》
ゆっくりふり返って
書くことで、
自分が開放され
副交感神経優位になる

記録するための問診票

次のうち、あなたの現状に当てはまるものに、
いくつでもチェックを入れてください。
答えは次のページから
はじまる本文でチェックしましょう。

check!

- □ 紙に文字を書く機会がめっきり減った
- □ 一日をふり返る時間はほとんどない
- □ 最近よくないことが立て続けに起こっている
- □ 腹が立って眠れないことがある
- □ 昔のことを訊かれてもほとんど覚えていない

◆ノートに手書きしなければ意味がない

記録することにはさまざまな効用があります。最近はスマホやパソコンの普及で、手で文字を書かなくても、記録するための便利な方法がたくさんあります。私自身、自律神経の状態をチェックするアプリの開発もしており、決して文明の利器を否定するつもりはありません。しかしながら、日記など、よりプライベートな記録は、自律神経の視点でいえば、紙に手で書くことをおすすめします。**紙に手で書くことは、習慣として毎日でもやっていただきたいことです。**理由を説明しましょう。

まず、書くことは心の整理整頓でもあるのです。やることを書き出しただけでも、頭の中でもやっとしていたものがクリアになり、どこから手を着ければよいか、整理されます。ではなぜ手書きがよいかというと、心が込もるからです。ノートを広げてペンを握り、文字を思い出しながら丁寧に書くことで、意識が集中します。一文字一文字に魂が込もるのです。私は読者の方からいただくお手紙も、手書きでいただいたものには感動する、と前のページでも書きましたが、いただいたお手紙に、今まで迷っていたけれど今後はこうしていきたい、などと目標が書いてあると、「ああ、この方はもう大丈夫だな」と安心します。なぜなら、**目標は手書きで書いた時点でモチベーションが高まり、具体的な日々の行動にもつながっていく**からです。

また、手書きで書くと日によっては文字が乱れることもあります。**文字の乱れは自律神経の乱れ**でもあり、毎日手書きで記録をとれば、自分の状態の変化に気づくこともできます。文字を見るだけで状態がチェックできるのですから、アプリよりさらに簡単です。「あ、今日は乱れているな」と思ったときは、**深い呼吸をして、ゆっくりと丁寧に書けば、気持ちが落ち着き、自律神経のバランスを整えることができます。**

そのような理由から、一日の終わりに手書きで日記をつける習慣をおすすめしています。これは私がロンドンの病院で一緒に働いていた医師から学んだメンタルコントロールのテクニックです。かといって、毎日長い日記を書くのはハードルが高いでしょう。そこで、次のページから、私が推奨している「3行日記」をご紹介します。

check!

□ 紙に文字を書く習慣は自律神経を整える

「3行日記」で心と頭を整理する

必要なものはノートとペンです。どんなものでもけっこうですが、できれば毎日使いたくなるようなお気に入りのものを用意してください。寝る前に書いていただきたいので、寝室に置くとよいでしょう。**寝室にお気に入りのものが一つでもあることは、心の安定や自律神経を整えること、睡眠の質を高めることにもつながります。**これは、枕でもタオルでも花でも絵でもぬいぐるみでも、何でも結構です。ただ、ノートとペンがお気に入りなら、「3行日記」も習慣化しやすくなると思います。

では実際の書き方ですが、書くのは3行だけです。

1行目　よくなかったこと

今日一日の中でうまくいかなかったことや、嫌だと感じたことなどを書きましょう。「どうも体調がいまいちだった」「忘れ物をして困った」など、細かいことでもけっこうです。

2行目　よかったこと

今日一日の中でうまくいったこと、感動したこと、うれしかったこと、成功したことを書きましょう。「庭にきれいな花が咲いていた」「たまたまスーパーの特売で牛肉を安く買えた」など、細かいことでもけっこうです。そのとき、なぜうれしくなったか、感動したのか、理由も書いてみましょう。

3行目　明日の目標

明日目標にしたいことを書きましょう。思いつかなければ、「明日は駅前のカフェに行く」などやりたいことでもけっこうです。

次に、「3行日記」の効果を高めるためのポイントをご紹介します。

①**寝る前に書く**　翌日のモチベーションを高め、睡眠導入の儀式にもなります。
②**日付と曜日を書く**　毎日書くことで、大切な記録になります。
③**一人で書く**　一人の時間を確保して、落ち着いてふり返ると気づきも増えます。
④**簡潔に書く**　長く書く必要はありません。簡潔に書くことが継続につながります。
⑤**ゆっくり丁寧に書く**　呼吸が深くなり、自律神経が整います。

check!

□　一日の終わりに今日をふり返る時間を持つ

記録することで自律神経が整う

「3行日記」がよい理由はいろいろあります。まず1行目によくないことを書くことで「なぜこういうことが起きたのだろう?」と原因やパターンを客観的に確認し、**悪い流れを食い止めることができます。**次に2行目でうまくいったことを書くことで、**心をおだやかな状態に保ち副交感神経優位になります。**最後に3行目に明日の目標を書くことで、それが眠りにつく前の頭の中に自動的に刻まれ、**翌朝のモチベーションになります。**よくなかったことから、よかったこと、目標と書き進めることで、すっきりと穏やかな気持ちで眠りにつくことができるのです。また、**書くという手先の作業に集中することも、気持ちの高ぶりを抑えてくれるので、副交感神経優位になります。**

ノートに手書きで書いていくと、続ければ続けるほどノートが文字で埋まっていきます。それを見るだけでも、「こんなに続けてこられたのか」という達成感が生まれます。**達成感を感じると安心して自信が持てるので、リラックスして副交感神経が優位になります。**

1行目の「よくなかったこと」は、自分が何にストレスを感じたのかを知ることにも役立ちます。毎日くり返すことで記録がたまっていけば、どういうことにストレスを感じやすいのか、**自分のストレスの傾向が分かります。**また、あとになって見返してみると、今ならまったく気にならないようなことも出てきます。「このころはこんな些細《ささい》なことを気にしていたのか？」と思うこともあり、**自分自身の成長に気づく**こともあります。２行目の「よかったこと」は、あとになって見返して追体験することで、**気持ちが温かくなります。それだけでも副交感神経優位になります。**３行目の目標も、あとから見返すとすでに達成した目標も出てくるでしょう。前述のとおり、**達成感は副交感神経優位にします。**

そして、感謝の感情はすぐには生まれないこともあります。起きたことの本当の意味を理解するのに、時間がかかることもあるのです。こんなことがあった、あんなことがあった、それを見返して追体験することではじめて感謝できることもあります。**感謝をすると呼吸が深くなり、副交感神経優位になります。実は感謝ほど自律神経によい影響がある感情はありません。**

check!

□「３行日記」で、よくない流れをコントロールする

60歳以上こそ「3行日記」がいい理由

私はこの「3行日記」を特に60歳以上の方におすすめしたいと考えています。その理由は主に二つあります。

昨今、キレる老人が増えていることは、社会問題にもなっていますが、自律神経の視点でいえば、歳を重ねるとキレやすくなるのは、実は当たり前のことなのです。序章でも書いたとおり（P22）交感神経はアクセル、副交感神経はブレーキの役割を持っています。年齢とともに特に機能が低下するのは副交感神経です。そうなると、**アクセルは踏んでいるのにブレーキが利かない状態になります。**また、怒りの感情は脳内の「大脳辺縁系」というところで生まれ、それを「前頭葉」で抑える仕組みになっていますが、この**抑えの役目を果たす前頭葉も副交感神経の機能が低下するのと同じタイミングで、衰えはじめます。**ダブルでブレーキが利かなくなり、結果、怒りっぽくなるということです。

怒りの感情ほど自律神経を乱すものはありません。怒ると交感神経が過剰に高まり、血管が収縮して心拍数が上がり血圧も上昇。血流が悪くなって心臓や脳の血管に負担がかかります。怒ってよいことは何もありません。**怒りを抑えるためには、「カーッとなったら6秒黙る」**という「6秒ルール」を前のページ（P57）にも書きましたが、この6秒という時間には理由があります。怒りの感情が大脳辺縁系で生まれてから、前頭葉で抑えが働くまでに6秒ほどずれがあるのです。ですから、**6秒待てば理性が働きはじめます。**

ただ、その場では抑えられても、あとから思い出して再び怒りがこみ上げてくることもあるでしょう。そんなときこそ「3行日記」です。自分の怒りのスイッチがどこにあるか、**記録を続ければ傾向が見えてきます。傾向が見えればコントロールしやすくなる**でしょう。また、**書くことで副交感神経優位になれば、イライラも抑制されます。**

もう一つの理由は、もの忘れの防止に役立つことです。今日起きたことを思い出し、書いて整理する作業は、記憶を司る海馬や前頭葉など脳全体を使うので、**日記を書くこと自体、もの忘れの防止になる**といわれています。認知症は、発症するといまだ完治は困難とされていますが、認知症予防のためにも、「3行日記」を書くことはおすすめです。

check!

□ **腹が立って眠れない夜こそ、「3行日記」で心を落ち着かせる**

歳を重ねるほど一日一日が大切になる

「3行日記」を習慣化していくと、一日のできごとの中からよかったことを探すことも習慣になります。一日のベストを探してそれを記録していくわけですから、ある時点で日記を見返すと、人生の中で起きたよかったことが、たくさん記録されていることになり、人生のベスト集ができあがります。これは60歳以上の方にとって、自律神経を整えるためには非常に効果的です。

40代以降、副交感神経の機能が低下し続けることで、50代、60代と歳を重ねるにつれて、幸せを感じにくくなっていきます。でも、**「3行日記」の記録から、「よかったこと」「うれしかったこと」「楽しかったこと」を見つけることで、心がほんわかする瞬間も増やすことができます。**また、続けていくうちに、「3行日記」に書くことを前提に、よいことをつくろうとするようになるでしょう。友人を誘って食事に行く約束をしたり、前から行きたかった場所へ行く予定を立てたり、気になっていた本を買ってみたり……**よいことを求めて、前向きに毎日を過ごせるようになってきます。**こうして一日一日を大切に過ごし、

「うれしい」「楽しい」「幸せ」といった感情を意識することで、さらに**副交感神経の働きを高めていくこともできるの**です。

若いころは一日一日を大切にするという感覚はなかなか実感できなかったと思います。私自身もそうでした。ところが、60歳を過ぎると、一日一日の意味が若いころとは違ってきます。**「毎日挑戦する」「一日一日を精一杯生きる」、こういう言葉の本当の意味が分かってきます。**同じ言葉でも若いころとは響き方が変わってくるのです。ですから、一日一日を記録するということは、それだけでも大事なことだと思います。

私が最近よくやるのは、今日一日をふり返って、一番のメインイベントはなんだったかな？　と考えて、書き出すことです。何もない日も、考えれば何かしら書くことはあります。大雪が降ったなら「大雪」と、ただ二文字でもよいと思います。ただそれだけでも、一日一日が充実してきます。3行書くのがきつい日は、二文字でもよいと思います。何か記録を残していくことは、とても大事なことだと思います。

check!

□ 記録を見れば再び幸せな気分になれる

column

自律神経の乱れはその日のうちに整える

一日の終わりにその日にあったことを記録し、自律神経を整える話をしてきましたが、なぜこのようなことを考えたか、お話しします。

40代のころの私は、チームをまとめる立場にあり、部下たちからおそれられる上司だったと思います。誰かがミスをしたら早口で怒鳴っていました。自律神経も乱れまくっていたと思います。

自律神経の乱れは伝播《でんぱ》します。野球やサッカーなどのスポーツを見ていればそれは明らかで、誰かがエラーをすると、それがきっかけとなって次々にエラーが起きていく場面を、皆さんも見たことがあるのではないでしょうか。あれこそ、自律神経の乱れの伝播です。

逆に、自律神経の安定も伝播します。病院は基本的に痛みや不安を抱えた方がいらっしゃる場所なので、待合室は自律神経の乱れた方もたくさんいらっしゃいます。ところが、そこに一人でも自律神経の状態が非常によい看護師がいるだけで、待合室が和やかになります。

誰かがミスをしたとき、ゆっくりとした口調でカバーできるか、早口で怒鳴るか、それだけでその場の雰囲気がガラリと変わります。雰囲気次第で、そこにいる全員のパフォーマンスが変わり、それらの積み重ねで未来が変わります。ですから、社会全体のためにも、夜寝る前の書く習慣を実行して、その日の乱れはその日のうちに解消することは大切です。

一人一人が自律神経の安定した状態をキープしていけたら、もっと社会全体がよくなるのではないかと思います。

老いないための10のカク言

07 ―― 短くてもよいので手で紙に書く《カク》

老いない習慣 08

定番を持つ

定番を持つ習慣の処方箋

《用法》
服にも食べ物にも
日常生活にも、自分だけの
「定番を持つ」習慣を
身に付ける

《効果効能》
迷うことが減り、
安心感が生まれ、
自律神経のバランスが整う

定番を持つための問診票

次のうち、あなたの現状に当てはまるものに、
いくつでもチェックを入れてください。
答えは次のページから
はじまる本文でチェックしましょう。

check!

- □ 腕時計を五つ以上持っている
- □ 毎日の服選びに時間がかかる
- □ 最近、自分の外見をあまり気にしなくなった
- □ 喫茶店で何を注文するかいつも迷う
- □ 中高年の趣味人気ランキングを見ても、興味がわかない

定番にたどり着くまで

これまでもお伝えしてきたとおり、自律神経は、「選ばなければならないとき」「迷ったとき」に乱れます。そして一度乱れたら3時間はもとに戻りません。そうなるとパフォーマンスも落ちて、モチベーションも下がり、さらに自律神経が乱れるという悪循環になります。そして、自律神経は「毎日同じ」が好きです。私には、朝のルーティン、帰宅後のルーティン、夜のルーティンと、毎日同じ時間に同じことをする習慣がありますが、そのおかげで、毎日よく食べられて、よく眠れて、よい状態をキープできています。めったに風邪を引きませんし、年齢より若く見られることも多々あります。

「選ぶこと」「迷うこと」を減らすためには、最初から決めておくことです。また、「毎日同じ」にするためにも、最初から決めておくことです。その決めておくことを「習慣」と言ったり「定番」と言ったりします。私には、これまでにご紹介した習慣の他に、定番にしていることもいろいろあります。この章では定番についてお話ししていきますが、その前に一つお伝えしたいのは、定番を決めるまではそれなりに時間がかかるということです。

たとえば腕時計。腕時計については後悔があります。20代30代40代と、時計を集めることが趣味のようなもので、いろいろ集めていました。見た目で「かっこいい!」と思うものに、安価なものなので次から次と手を出していました。あれは今思えば愚の骨頂でした。20代に「これ」というものに出会えていれば、ずっとそれを使い続けてこられたのに、と思います。今は、本当に好きな時計は一つだけ。愛用している「グランドセイコー」です。いつもするにはシンプルが一番。最終的にはここに落ち着いて、私の定番になりました。

定番は好きなものを、好きなだけつきつめた先にあるものなので、特に定番はない、という方はこれから定番を決めるまでの過程を楽しめるということです。自分にぴったり合うものに行き着くまでは、いろいろ迷うかもしれません。でも、迷ったり悩んだりする時間にこそ「わくわく」があったり、そういう時間を経たからこそ、得られる結果というのも必ずあります。**「これ」というものに出会えたら、もう迷うことはなくなります。そういうものを大事にしていくことが毎日を充実させます。**

check!

☐ 腕時計は一つあればいい

クローゼットに定番を持つ

スティーブ・ジョブズがいつも黒いハイネックにデニムを着ていたことはみなさんの記憶にも残っているかもしれません。私も服装には定番があって、「ワイシャツは白、スーツは黒」と決めています。**決めておけば選ぶことも迷うこともなくなるからです。**

服を買いに行ったのに何を買っていいか分からず、悩んだ末に何も買わずに帰ってきた、という経験がある方もいらっしゃるでしょう。朝、何を着るか迷っていて遅刻してしまった、という経験もお持ちかもしれません。**迷うこと、余裕がなくて慌てることは自律神経を乱します。**決めておくことで、こういう状況に陥ることもある程度回避できます。

ではなぜ「ワイシャツは白、スーツは黒」がよいかというと、これならどんなネクタイも大体合いますし、突然公式の場に呼ばれても、大体は恰好がつきます。季節感にも影響されませんし、少しばかり太っても似合わなくなる心配がない……まさに定番だからです。

歳を重ねてくると、体型に変化が出たり顔の印象が変わったり、似合う色も変わってきます。似合わないと思った服は捨てたほうがよいと思います。まだ着られるのに捨てることに抵抗があるなら、今は寄付の方法もいろいろあります。着たときにきつく感じる服ももうやめたほうがよいでしょう。

私は身に付けるものには大体定番があって、下着はユニクロで買っています。**気に入った形の定番**を十枚買っておいて一年ごとに変えます。下着こそ、きつく感じたり不快に感じたりするものを無理に身に付けていると自律神経が乱れてしまうので、自分が心地よいと感じる定番を大事にするとよいと思います。

靴も年に五足**はきやすい定番**を買い、眼鏡も**似合う形の定番**を年に二つつくって、年があけたら買い替えます。毎日選ぶ余裕があって、きちんと手入れのできる方は、好きなものを買って、毎日どれにするか選べばよいのですが、私はなかなかそれができないので、迷う時間、選ぶ時間を減らすために、定番にしています。**歳を重ねると身だしなみを整えるのにも、若いころより時間がかかるようになります。**ですから、**毎日の服選びは時間をかけないようにしています。**

check!

□ **服選びは短時間で済ませて、身だしなみに時間を使う**

身だしなみを整えるための定番を一つ持つ

統計をとったわけではありませんが、歳をとっても健康で元気な人の共通点は？　と訊かれたら「おしゃれな人」「こぎれいな人」だなという印象があります。少なくとも、**自分がどう見えるか気になる人ほど、健康長寿という傾向がある**と思います。

皆さん、最近鏡を見ていますか？　女性はお化粧をするので鏡を見ますが、男性は定年になると、鏡を見なくなる人が圧倒的に増えます。ヒゲは伸び放題、鼻毛も出ているような状態では、老けていく一方です。**何か一つだけ身だしなみを整えるための定番を持つなら、一日に一回鏡を見て、きゅっと口角を上げて笑顔をつくることを定番にしていただきたいです。**顔の筋肉を動かすと、血流もよくなり、頭がすっきりします。また、笑うことはそれだけで副交感神経優位になります。私は以前、いろいろな表情をして自律神経の数値を測定したことがありますが、笑顔が一番副交感神経の数値を上げました。心から笑っているときはもちろん、**つくり笑いをするだけでも上がるので、鏡の前で笑ってみることは、自律神経に確実によい影響があります。**

女性も60歳を過ぎると少なからず外見を気にしなくなりがちです。私が若いころは、エレベーターに乗ると、女性が降りた後、香水の残り香がしたものですが、今は同年代の女性に会っても、そういうことは一切なくなり、少し寂しく思うこともあります。学会でよく海外に行っていましたので、定番的に人気のあった香水は、よく購入を頼まれました。アナスイ、ラルフローレン、シャネルNo.19、この三つは、よく購入したので女性の定番なのだな、と思った記憶があります。**60歳を過ぎたら、身だしなみを整えるのは香りから入るのもよいと思います。**自分が好きな香りというのは必ずあると思います。若いころ定番にしていた香水でもよいでしょう。それを身にまとうことで前向きになれるのであれば、そこからはじめるのもよいと思います。

私自身は、身だしなみを整える上で、**髪だけは気を使っています。**髪がぼうぼうだと、やはり残念な感じがしますよね。歳を重ねると整えるのに時間も手間もかかるようになり、成果も出にくいという二重苦になりますが、それでもやるということが大事です。

check!

□ **健康長寿な人ほど外見を気にしている**

休憩時間の飲み物の定番

休憩時間に何を飲むか？　それはもちろん好みでけっこうですが、私の定番はコーヒーです。**健康の面からいうと、コーヒーはおすすめです。**コーヒーが健康によいことは、これまでも多くの研究結果が発表されています。一日３杯以上のコーヒーで脂質異常症など**心臓脳疾患の予防になる**ことはご存じの方も多いと思いますが、**認知症の予防**になるという論文（新潟大学２０２２）や、セロトニンやドーパミンを増やし、**抗うつ効果がある**という論文（ハーバード大学２０２０）も発表されています。意外に知られていないのが、**シミが薄くなる**という研究結果（お茶の水女子大学２０１１）です。１３１名の女性を対象に行った調査で、一日２杯以上コーヒーを飲む女性はシミが少なかった、というもの。コーヒーのクロロゲン酸にメラニンの増加を抑制する作用があることが分かっています。

ではホットかアイスかという問題ですが、私は**真夏でも温かい飲み物を飲むことをおすすめします。**クーラーなどでただでさえ体は冷えており、内臓まで冷えている方が増えています。内臓の冷えは便秘、下痢だけでなく、倦怠感、不眠など自律神経系の不調も生みます。冷えると免疫が落ちるので感染症などにもかかりやすくなります。また、内臓の冷えは気づかない人が多く、ピンとこない方も多いと思いますが、外科医として手術を経験してきた私としては、腸の色の変化を実際に見てきました。手術の最中は麻酔をかけて動きを止めていますから紫色になります。手術が終わった後、外科医は温かいお湯でおなかの中を3~4回洗います。すると温めることで血流がよくなり、腸の色はきれいなピンク色になります。**温かい飲み物を飲むことはこれと同じ効果があります。**

最近は喫茶店よりカフェと言ったほうがよいのかもしれませんが、どの店もメニューが増えました。ブレンド、アメリカン、カフェオレ、カフェラテ、エスプレッソ……それぞれホットとアイスがあり、さらに紅茶も数種類。なかなか定番も決めにくくなっているかもしれません。店自体も千差万別です。私も、なぜか行く度に胃をこわす店、居づらい店もあれば、好きな店もあります。私の定番の店は、どのメニューもおいしいので、**上から順にローテーションで注文しています。**ローテーションという定番もありです。

check!

□ **どれも好きなら「ローテーション」という定番もある**

「わくわく」する自分だけの定番を

中高年の趣味ランキングを見ると、
①　旅行（国内・海外・日帰り含む）
②　園芸（ガーデニング、家庭菜園含む）
③　登山
となります。すでにやっている、という方もいらっしゃれば、どれも特に興味がないという方もいらっしゃるかもしれません。

「定番」という言葉でパッと頭に浮かぶのは、学生時代の定番です。同年代の方には説明するまでもないですが、私の学生時代は今から四十数年前、１９８０年代のことです。青山の星条旗通りに「ボートハウス」というトレーナーだけを売っている店があり、大人気でした。トラッドスタイルに海のエッセンスを入れた「ブルートラッド」などと呼ばれ、ファッション誌にも取り上げられ、お店の前には行列ができ、社会現象といわれるくらい人気でした。ケーキといえばペコちゃんでおなじみの不二家のケーキぐらいで、まだ世の中に今ほど立派なケーキが存在していなかった時代。それが、六本木に4つのケーキショップが生まれたのです。今でも忘れない「ココパームス」「カプッチョ」「エスト」「F」の4つです。私の学生時代は、ボートハウスに行って、このケーキショップのどこかでケーキを食べる、というのが定番デートコースで、最高のおしゃれでした。誰もがみな、これに憧れて、行列していたのです。ボートハウスとケーキショップに、みんながわくわくしていました。今思い出すだけでも、当時のわくわくがよみがえります。

定番とは「お気に入り」です。お気に入りを日常の中に増やしていけば、確実に自律神経は安定します。ただそれは、みんながやるからやる、というのとは違います。我々の世代は、右と言えばみんな右、左と言えばみんな左を生きてきた世代でもあります。自分が何を好きか、何に魅かれるか、何をするとうれしくなるのか、**何に「わくわく」するのか。**もしそういうことを気にせずにここまで走り続けてきたのなら、立ち止まって考えてみるのにはちょうどよいときだと思います。

check!

□ **みんなと同じより、自分だけの定番スタイルをつくる**

column

身だしなみを整えるコツ

「老い」を制する上で身だしなみは大事です。身だしなみを整えようという意思があるかどうかで、自律神経がよい状態かどうかはっきりします。自分が人からどう見られるか、気にしなくなったら老後のはじまりです。

かといって、定年後もカチカチの恰好でいたくはありません。そもそもきちんとした服は、交感神経を高めるので、副交感神経を高めたい世代は、リラックスできる服装がよいでしょう。では具体的にどんな服装でいたらよいか、基準は、「その恰好で電車に乗れるかどうか」で判断してはいかがでしょう？　あまりによれよれの服装でいると、外に出るのが億劫《おっくう》になり、家にひきこもりがちになります。ですから、必要なときにフットワーク軽く出かけられるような服装、電車に乗っても大丈夫な服装で過ごしてはいかがでしょう？

老いないための10のカク言

08 ― 鏡を見て自分の姿を確《カク》認する

また、気分がしずみがちなときは、色を気にしてみてください。色が自律神経に影響することは、さまざまな実験で証明されています。私は雨の日はあえて交感神経を高める明るい色のネクタイを選んでいます。赤や黄色など明るい色は交感神経を高め、モチベーションを高めてくれます。一方、青や紫など暗い色は、副交感神経を高めて気持ちを落ち着かせてくれます。

雨の日はどうも気分がしずみがち、という方もいらっしゃるでしょう。自律神経の視点でいうと、雨の日は交感神経が下がって、副交感神経が上がります。休息モードになるので、いまいちやる気が出ないということも出てきます。そんな日こそ、鏡の前で口角を上げてみましょう。

老いない習慣 09

音楽を聴く

音楽を聴く習慣の処方箋

《用法》
日常生活の中で、
折に触れ
「音楽を聴く」習慣を
身に付ける

《効果効能》
音楽は自律神経の
バロメーター。
自分の状態をチェックして
コンディショニングできる

音楽を聴くための問診票

次のうち、あなたの現状に当てはまるものに、
いくつでもチェックを入れてください。
答えは次のページから
はじまる本文でチェックしましょう。

check!

- □ 日によって音楽を耳障りに思う日もある
- □ 音楽をゆっくりと聴いて感動した経験がない
- □ BGMをかける習慣がない
- □ 好きな曲を訊かれても具体的に思い浮かばない
- □ 最近流行りの音楽がまったく分からない

音楽を聴くだけで体調が整う

私の場合、音楽を聴くことは毎日の暮らしの中で絶対に必要なことです。若いころから今に至るまで、ずっと聴いています。前のページでも書いたとおり、これからじっくり取り組みたいことの一つに作曲もあります。どんなものを作曲したいかといえば、聞くと心が落ち着くような、自律神経を整える音楽です。

音楽は自律神経のバロメーターでもあります。どんなによい曲でも、聴いていて入り込めるときもあれば、雑音にしか聞こえないときもあります。自分の好きな曲を聴いて、不快に感じるかどうかで、自分のストレス具合や疲労度をチェックできます。極端な話、ストレスがたまってイライラしているときは「こんなときに音楽なんか聴いている場合じゃない！」となります。音楽を聴いていて、「まだ聴いていたい」「あの曲も聴きたい」と、「もっと」と思えるときは自律神経の状態がよいときです。逆に、特に聴きたい曲が思い浮かばないときは、自律神経の状態があまりよくないときです。そんなときでも、聴いた曲によって感情がコントロールされて、前向きになれることもありますし、音楽が自律神経にもたらす影響は無限大です。

序章でもお伝えしたとおり、自律神経をよい状態に保つための基本戦略は三つで、食事、睡眠、運動です。**この三つに何か一つだけ付け加えるとしたら、私は音楽を挙げます。**これまで、シンガーソングライターの方と協力して、実際に自律神経を整える音楽をつくってCDブックを出版したことがあります。読者の方から、「更年期の症状がつらかったときに、聴いたら落ち着きました」「ペットとの別れで苦しんでいたときに、心が楽になりました」などのお手紙をいただきました。

音楽を聴くだけで、緊張がほぐれたり、心がほんわかしたり、夜眠れるようになったり、頭痛や便秘が改善するということが実際にあります。年代によっては音楽を聴く習慣のない方もたくさんいらっしゃることでしょう。日常的に音楽を聴く習慣がない方は、今からでもぜひ音楽を聴く習慣を身に付けていただけたらと思います。満員電車の中、眠れない夜、つらいことがあったとき、体調がすぐれないとき、必ず癒してくれます。

check!

□ 音楽を耳障りに思う日は、自律神経が乱れている日

自律神経が整う音楽の特徴

ではなぜ音楽が自律神経によいのか、という話ですが、少し専門的な話になります。

人間の脳波は五種類ありますが、周波数の大きいものにα《アルファ》波とβ《ベータ》波があります。α波は休息中やリラックスモードのときに出る脳波で、β波は集中しているときなど活動モードのときに出る脳波です。ちなみに心拍数が上がるとβ波が多く出て、心拍数が下がるとα波が多く出ます。実際に、**音楽を聴くだけで心拍数に変化がおき、α波やβ波が出ることも、実験で証明されています。**

ではどんな音楽が、これらの周波数を発生させやすいのか、ということですが、β波が出やすい音については、よく分かっていない部分が多々あります。一方で、α波については、ある程度特徴があることが分かっています。**一言でいえばメトロノームのように、一定のリズムをキープした曲です。**ですから、イライラしているときは、こういった曲を聴くと心拍数が落ち着いて、自律神経も安定します。そういう意味では、**電車の音はこれに当てはまりますし、お経もぴったりです。**電車に乗ると眠くなるのにも、不謹慎ながら法事などで眠くなってしまうことにも、きちんと理由があるのです。自然の音ならば、**海の波の音、雨の音なども一定のリズムのくり返しなので、理想的です。**クラシック音楽でいうと、バッハやモーツァルトはα波が出やすいといわれていますし、一定のくり返しが続くヨハン・パッヘルベルの『カノン』もα波が出やすい曲の代表です。

その他、私が考える自律神経が整う音楽とはこんなものです。

① テンポ：スローなもの。最初から最後まで一定のテンポで進むもの
② メロディ：メロディアスなほうがよい。自然に頭に入りやすいもの
③ 音色：立体的で深みのある音。吸い込まれるようなイメージがあるもの

私が考える音楽の一番の魅力は、**イメージがどんどん広がることです。心を刺激されて、聴いた曲の個性に合わせてさまざまな感情がわいてきます。また、聴く人によって100人聴けば、100とおりの解釈があるの**も、単純にすごいことだな、と思います。音楽を聴いて悪いことは何一つないですね。

check!

□ **音楽をゆっくりと聴けば、感動するだけでなく自律神経も整う**

定番BGMを持つと安心できる

前のページにも書いたとおり、今、私の日常の軸になっているのは、週末鎌倉に行くことです。そのとき、車の中で聴く定番BGMは、サザンオールスターズです。この前も渋滞していたので、イライラ防止にと、サザンをかけました。やはり、いい曲が多いです。サザンは、私が18歳のときからずっと活躍しています。当時も『ふぞろいの林檎たち』というドラマで流れていて、若い世代だけでなく、それなりに高齢の方からも人気があったのは、歌詞にも趣きがあったからかもしれません。昔の曲を今聴いても昔っぽく感じないですし、三世代が聴けるアーティストはなかなかいないものです。

自律神経の視点からも、やはりこの**自然に入っていけるメロディライン**は、「すばらしい」の一言につきます。そして、**サザン=海というイメージ**がベースとしてありますから、嫌いな人はいないでしょう。毎年夏がくると、サザンを聴きたくなる方は多いと思いますが、湘南の海の波の音が聞こえてくるようで、癒されるのでしょう。これが山だとここまで癒される効果はなかったかもしれません。

私の夏の定番BGMはサザンですが、冬はユーミン（松任谷由実）です。我々の世代はみんなテニスサークルでしたが、テニスサークルは、冬はスキーサークルになります。スキー場に行くと、ゲレンデの定番BGMはユーミンでした。我々の世代は、ユーミンの『卒業写真』を聴くと当時に戻れます。ユーミンの曲に癒される理由は、やはり**メロディラインが美しい**こと、そして、ユーミンの**声自体に特徴があることです。α波を出す音楽と同様にリラックス効果があるものに「f分の1のゆらぎ」と呼ばれるもの**があります。これは、規則的なリズムと不規則なリズムが組み合わさったリズムで、自然界の音では、風の音や木の葉のゆれる音などが代表とされています。ユーミンの声には、この「f分の1のゆらぎ」が備わっているといわれています。

昔親しんだ曲は、当時の記憶とつながっているので、**懐かしさが安心感へとつながります**。多少不調があっても、**定番BGMがあるとそれが軸になって、聴くことで自分を取り戻せる**ので、一曲でも定番BGMを持つことをおすすめします。

check!

□ 定番BGMを持つと安心できる

人生の転機に聴いていた曲を思い出す

人生の転機となったできごとは何か？　と訊かれたら、皆さんも一つや二つ、あるのではないでしょうか。私の人生の転機は、自律神経の研究をはじめたときでした。そこが自分の第二の人生のはじまりだったと自覚しています。

医学部の場合、留学は一生を左右するところがあります。ちょうど30歳のとき、私はイギリスに留学しました。そこで初めて日本以外の世界を知り、それまでとはまったく違う世界に飛び込みました。今思えばそこが人生のターニングポイントになったと思います。そこから一～二年でアイルランドに渡りました。

アイルランドで働いているときに、研究もやっては？　と教授にすすめられました。その教授の専門が腸管の神経でした。腸内環境と自律神経がお互い影響しあっていることは、序章でも書きましたが、この二つは切っても切り離せません。腸の神経は、独自の神経と自律神経と両方でコントロールされていて、中でも自律神経がメインです。中学生のときの野球の大会でさよならヒットを打った話は前のページにも書きましたが、医療の道を歩むうちに、そのときに体験した異常な集中力の高まりが、自律神経の成せる技だったと、薄々気づきはじめていた私は、自律神経を自分の研究テーマに選びました。

当時よく聞いていたのが、アイルランドならではの讃美歌やゴスペルです。『ユー・レイズ・ミー・アップ』『アメイジング・グレイス』『ハレルヤ』などです。これらの曲の共通点は、**リズムもテンポも一定で、自然に頭に入りやすい美しいメロディラインです。**まさに自律神経が整う音楽の特徴を備えた曲でした。世界中のアーティストがカバーしていますし、今はネット上でさまざまなバージョンを無料で聴けると思います。

世代によっても、心の整う音楽は異なると思いますが、私の場合、ちょうど人生の転機に聴いていた音楽が、自律神経を整える音楽でした。今でもよく聴きますが、聴くと留学時代を思い出して、当時の光景が頭に浮かんできます。大変ではありましたが、今の自分があるのは、あの時代があってこそ。**転機に聴いた曲は自分の原点を思い起こさせてくれます。初心を取り戻して新たにはじめようというとき、背中を押してくれます。**

check!

□ 人生の転機に聴いていた曲は、背中を押してくれる

◆まだ知らない出会いがたくさんある

日本レコード協会が2023年に実施した「音楽メディアユーザー実態調査」によると、日本人の音楽離れは年々加速しています。有料・無料問わず、音楽を聴く習慣がない「無関心層」は、2009年は15・4%でしたが、2022年には43・8%まで増えています。年齢別に見ても、**50代は49・0%、60代は48・9%と半数近くが音楽を聴く習慣がない**ことに気づきます。**男性と女性を比べたときに、20代から60代まで、どの世代も女性より男性のほうが音楽を聴く習慣が少ない**ことが分かっています。

よく高齢になると男性のほうが生きにくいといいます。その理由は、女性が女性同士で和をつくって楽しむ方法を知っているのに比べて、男性はそういう手段がないからだ、と。そして、男性のほうが孤独感が強いから長生きできないともいわれています。孤独と長寿の関連性は否定する研究結果もあり、孤独を愛する人にとってはかえって自律神経によい影響もあるので一概にはいえませんが、「孤立」が自律神経に悪影響を与えることは明らかです。そして、**音楽を聴く習慣は孤立感を癒すのにも役立ちます。**

また、自律神経の衰える年代も、男性は30代から、女性も40代から、と十年差があります。序章でも書いたとおり、この十年の差は平均寿命の差につながっていると私は考えています。ですから、**男性には特に、音楽を聴く習慣を意識していただくとよい**のではないかと思います。今の時代、スマホさえあれば、再生ボタンを押すだけで簡単に音楽は聴けますし、ラジオがあれば、ラジオを聞き流すだけでもよいと思います。

少し前ですが、私はブルーノ・マーズの『ジャスト・ザ・ウェイ・ユー・アー』を聴いて、そのメロディラインの美しさに、「一目ぼれ」ならぬ、「一聴ぼれ」しました。「こんなにいい曲があったのか！　まだまだ知らないことはたくさんある、世の中広いなー」と年がいもなく感動しました。こうして新しいものに感動することができるのは、20代も今も変わらないのだなと思います。音楽に限らず、景色、本、映画……世の中には感動の種が数限りなくあります。**それを自分で見つけていくことが大事なのだと思います。動いていれば、そういう機会も増えます。**だから動いていることが大事だなと思います。

check!

□ **ときには流行《はや》りの音楽をチェックしてみる**

column

自律神経を整える私のプレイリスト

若いころは一回ドライブに行くためにも、わざわざカセットテープに吹き込んで、プレイリストをつくったものです。

今は便利になって、スマホのアプリを使うと、一曲選べば、あとは自動再生でＡＩがずっと再生し続けてくれます。もはやプレイリストも自分でつくらなくてよい時代になりました。本文で紹介してきたものも含めて、よく聴く曲やここのところ感動した曲をリストにしました。

♪ サザンオールスターズ『いとしのエリー』

♪ サザンオールスターズ『栞《しおり》のテーマ』

♪ 松任谷由実『卒業写真』

♪ 松任谷由実『あの日に帰りたい』

老いないための10のカク言

09 ― もっと聴覚《カク》を有効利用する

♪ 中島みゆき『時代』
♪ 福山雅治『想望』
♪ Secret Garden『You Raise Me Up』
♪ Pentatonix『Hallelujah』
♪ Bruno Mars『Just the Way You Are』
♪ The Rubettes『Sugar Baby Love』
♪ Eric Clapton『Danny Boy』
♪『Amazing Grace』
♪『Tennessee Waltz』

老いない習慣 10

計画する

計画する習慣の処方箋

《用法》
わくわくする予定を
どんどん
「計画する」習慣を
身に付ける

《効果効能》
わくわくすることで
交感神経も
副交感神経もアップする

計画するための問診票

次のうち、あなたの現状に当てはまるものに、
いくつでもチェックを入れてください。
答えは次のページから
はじまる本文でチェックしましょう。

check!

- □ 歳をとったら、旅行に出るのは危険だと思う
- □ 行ってみたい場所は？　と訊かれても思い浮かばない
- □ 最近感動していない
- □ 向こう一年間、特に楽しみな予定はない
- □ 若いころのほうがいろいろできたし楽しかったなと思う

肉体的な限界をどうとらえるか

よく同年代の方と話をしていると「海外旅行は歩けるうちに行っておかないと。あと十年のうちになんとかしないと、行けなくなっちゃうよ」という話を聞きます。私も、つい最近まで同じようなことを考えていました。それこそ人生一回きりですから、チャンスがあれば行ってみたいところもありますし、なかなか長期間休める機会もありませんから、どこかで機会をつくらないといけないなと思っていました。現実的に考えると確かにそうなのですが、その考え自体、**数字で限界を決めてしまっているな、とふと気づきました。やはり「歳をとると旅行に行けない」という先入観がある。でも、そんなことはないのです。**

今世の中の50%の方ががんになっています。がんになった方は、がんじゃなかったときに比べたら、相当なストレスを背負っていると思うのです。ましてや余命を宣告された方は、さらに大きなストレスを感じてらっしゃるでしょう。自律神経は、ちょっと風邪を引いただけでも働きが低下します。でも風邪くらいならすぐにもとに戻りますが、心筋梗塞やがんなど、大きな病を患ったときは、かなりダメージを受けて簡単にはもとには戻りません。気分も落ち込みがちになるでしょうし、モチベーションも上がらなくなります。

ですから残り50%のがんじゃない方に比べたら、がんになった方は不幸かもしれません。それでもみんな前を向いてやっています。ダメージを払拭しながら前に進んでいる。「がんだから楽しめない」ではなく、自分で楽しみ方を探してらっしゃると思うのです。「こうすれば朝起きたときに明るい気分になれるんだ」「こうすれば明日が楽しみになるんだ」という小さな「わくわく」を探してらっしゃる。それって、箱をつくってらっしゃるのだな、と私は思いました。新しい箱がなければ、健康なときはこうだった、病気になる前はこうだった、と過去にとらわれて、潰《つぶ》れてしまいます。

ですから、「今、この場所」の箱をつくっていくことが大切だと思うのです。新しい箱の中でどんどん新しいことを計画することです。今まで自分がいた箱はたまに眺めるだけにして、地位も名誉も栄光も、すべて切り離して、新しい自分に合った新しい箱を常につくり続けて、その箱の中で楽しむという感覚が、「老い」とサヨナラする方法だと思います。


check!

□ 十年先を見て焦るより、ちょっと先に目を向ける

旅を計画する

一番わくわくする計画といえば、旅の計画です。現役時代は、「定年後は○○のあたりを二ヵ月かけて旅行してみたい」「ずっと行きたかった○○に行くぞ!」と計画された方も多いのではないでしょうか。

ところが、定年後しばらく経つとだんだんくたびれてきて、そんな計画も忘れてしまいます。**人間、疲れてくるとまずできなくなるのが先の計画です。先のことを考える余裕がなくなってくる**のです。実は私も同じで、ちょっと行ってみたいなと思う場所はいろいろあっても、本当に訪れたい場所を探すというのはとても難しく、正直に言えばそんな場所なんてないのです。

留学時代はイギリスを拠点にヨーロッパは行きつくしました。当時ロンドンからパリは6000円ぐらいの航空券で行けたので、ちょっと国内旅行をするような感覚で、週末よく訪れました。金曜日の夕方にヒースローを出てパリに行き、日曜夜の最終便で帰ってくる、ということを30代のころ、50回ぐらいはやったと思います。強いて言えば、ハンガリーのブタペスト。とてもきれいなところだったので、もう一回行けたら行きたいなあ、とは思います。

ただ単に「どこに行きたいか」だけで旅の計画をするというのは、意外に難しいものです。でも、「何をしたいか」という視点で探すと、いろいろ出てきます。そういう視点で考えると、行きたい場所は、実に細かい地点まで私は決まっています。

ロンドンにラッセルスクエアというところがあります。そこに公園があって、公園の中にショップがあって、そのショップでアイスクリームを売っています。そのアイスクリームを買って、公園のベンチに座って食べたい……。これが私の旅の計画です。

なぜかというと、そこが前のページでも書いた、私の第二の人生のはじまりの場所だったからです。これから先、どんな未来が待ち受けているかも知らず、「自律神経の研究をやっていこう」という思いを胸にした場所です。もう一度あの場所に立てたら、また新しく何かはじめられるのではないかと思うのです。

check!

□ **行ってみたい場所は「何をしたいか」で選ぶ**

感動を計画する

初めてパリに行ったとき、友人と男二人で、老舗のグランメゾン、トゥールダルジャンに行きました。そもそもなぜトゥールダルジャンに行ったかといえば、東京のトゥールダルジャンでの結婚式に招待され、同席した同僚から、「先生は、こちらは初めてですか?」と訊かれました。もちろん初めてだったので、そう答えたら、「私も初めてです。でもパリのは行ったことがありましてね」と言われ、悔しくていつか行ってやるぞ! とトラウマのようになっていたからです。そんな憧れのトゥールダルジャンですから、清水の舞台から飛び降りるつもりで……それでもディナーは高いからと、ランチを予約しました。

玄関の間口は狭いのに、中に入ると応接間のような立派な部屋があり、そこを通ってエレベーターに乗りました。エレベーターが上がって行って、パッと開いた瞬間、目の前にセーヌ川とノートルダム寺院がドーンと見えました。パリのすべてがそこに凝縮されたような、圧巻の景色でした。

案内された席に座ると、まず分厚いワインリストとメニューが出てきました。そんなの渡されたってどうしたらいいか分かりません。**緊張は絶頂に達し、二人とも挙動不審になっていました。**トゥールダルジャンといえば、番号のついた鴨のメインディッシュが代名詞です。それなのに。初めてのトゥールダルジャンで、二人は鹿を注文しました。するとサービスの方に、きれいなフランス語で「鴨じゃなくてよろしいですか?」と訊かれ、はたと我に返り、**顔から火が出そうになりました。まさに自律神経が最大級に乱れた瞬間でした。**味わうなんてとんでもなく、あとのことはほとんど記憶にありません。

背伸びをしまくって恥をかいた、何とも恥ずかしい話です。でも、エレベーターが開いて、セーヌ川とノートルダム寺院が見えた、あの瞬間の感動といったら、言葉にはならいものがありました。どんな観光地より記憶に残っていて、人生の中で感動した瞬間をいくつか挙げろと言われたら、間違いなくあの瞬間が入ります。**背伸びをして、場違いや初めてに挑戦するからこそ、得られる感動もあります。背伸びをして恥をかいた瞬間は、自律神経は乱れますが、あとからくる感動は、自律神経を高めます。**

check!

□ **初めてに挑戦すれば、感動がついてくる**

出会いを計画する

新しい出会いほど、わくわくするものはありません。私も初めての方と会うときは、仕事でもプライベートでも、いつもわくわくします。出会いは偶然やってくるもので、なかなか計画はできません。でも、動いていれば、出会う可能性は高まります。**動いていることは出会うための第一条件です。動き続けるためには、モチベーションを上げること、動ける体でいること……**などいろいろありますが、**一番重要なことは、結局のところ、身だしなみ**だと思います。身だしなみをしっかりしておけば、おそらく、モチベーションも、体力も、日常生活もすべてをある程度の水準に保てます。でも、**身だしなみが整えられなくなったら、すべてがなし崩し的に崩れていきます。老後のはじまりです。**

若いころは、人に見られることがそれなりに多いものです。人に見られるから気になるのできれいにしておきますが、それが気にならなくなるというのは、三つ理由が考えられます。**一つ目は、整えたくてもその体力がなくなるということ。二つ目は、人に見られる機会自体が減るということ。そして三つ目は、外見が気にならなくなること**です。

一つ目の体力については、動くことである程度維持できます。動けば血流がよくなり、自律神経がよく働き、筋力も上がり、モチベーションもついてくるので、さらに自律神経が整うという好循環になります。

二つ目の人と会う機会を減らさないためには、機会を自分でつくることです。そのためには、まず暮らしに余裕を持つことです。暮らしを整理して、規則正しく生活すれば、自律神経も整い、余裕が出てきます。余裕を持てれば、自然な笑顔になりコミュニケーションもスムーズになります。また余裕があれば、身だしなみを整えたいという気持ちもわいてくる、という好循環になります。

三つ目の外見が気にならなくなるというのは自律神経が乱れている証拠です。自律神経が乱れるとモチベーションが上がらず、モチベーションが上がらないのでさらに乱れるという状態に。早起きからはじめて、規則正しい生活を心がけることが解消への第一歩です。

つまり「10の習慣」は、互いにつながり合っていることがお分かりいただけたでしょうか。

check!

□ 毎日身だしなみを整えれば、自然と予定ができる

人生に軸をつくる

私自身もこの年齢になってみて、**これからの人生に一番必要なことは何だろう？ と考えるようになりました。考えた末「人生に軸をつくる」ことなのでは？ という結論に至りました。**長年アスリートのアドバイスをしてきましたが、軸のぶれたアスリートは活躍できません。野球でも軸のぶれた選手は打てませんし、投げられません。

私の人生にはずっと野球があり、**心の軸は野球だと思います。**6歳のころ、上級生の球拾いからはじめた野球は、小学校・中学校と毎日朝から晩まで練習を続け、**人生で一番努力して取り組んだこと**です。自律神経をライフワークに選んだことも、野球がきっかけです。医療に対する取り組みも、執筆に関する取り組みも、私の生きる上での基本姿勢は野球で、球を受けること、投げること、バッターボックスに立ち続けること、**人生のすべての選択は野球が軸**になっています。

医師としての私の軸は、「37兆個一つ一つの細胞にどれだけ質のよい血液を充分に流すことができるか」ということです。質のよい血液のためには、腸内環境を整えることが必要で、充分な血液を流すには、自律神経を整えることが必要なので、**腸内環境と自律神経が軸**になっています。

一方で**暮らしの中の軸はというと、朝食をとること、階段を使うこと、速く歩くこと、お風呂に入ること、**の四つです。

皆さんは何か軸をお持ちでしょうか。**軸はシンプルであればあるほど、よい**と思います。早起きをする、土曜は料理をする、毎日スクワットをする……何でもよいと思います。何か一つ決めて続けることが、道標《みちしるべ》となって、明るいほうへ導いてくれるはずです。そして何もかも完璧にやろうと思わず、毎日の体調と相談しながら、自分のペースでやっていくことが、一番大事です。

軸をつくって、それを継続すると、変化が訪れます。変化が訪れると「わくわく」が増えます。こんなふうによい循環をつくっていけるような何かを、計画していただければと思います。それが、老いに別れを告げて、老後をやめる一番の近道だと思います。

check!

□ **軸を持てば、これから何だってできる！**

column

四年に一度のオリンピック

この夏「パリオリンピック２０２４」を観戦してきました。外科医時代は学会を軸に生活し、コロナ禍がはじまる前までは、年に5、6回海外に行っていました。このコロナ禍の数年間は、社会人になって初めての国内にいる時間でした。

私は、コロナ禍がはじまって以来、心に「コロナ禍」という箱をつくって毎日を生きてきました。箱のおかげで、コロナ禍という時間もそれなりに充実した時間になったと思います。

「パリオリンピック２０２４」は、私にとって、本当に久しぶりの渡航でした。ですから、私にとってはギアを入れ替えるとてもよい機会であり、ステップアップのための時間になったと思います。

正直なところ、今後のことは何も決めていません。何も決めていませんが、とにかく元気に、毎日明るく生きていけるような何かを、探し続けることかなと思います。次の小さな箱は、２０２４年の終わりの12月まで。そして、大きな箱は、次の「ロサンゼルスオリンピック２０２８」まででしょうか。

年にいくつか箱をつくって、その箱が完成したら次の箱、また次の箱と、新しい箱を常につくっていくイメージです。そういう考え方をしていくと、人生に迷うことがなくなると思います。

皆さんもマジシャンのように、箱をたくさんつくって、今この時間を見つめて、元気に明るく生きていける何かを探し続けてください。

老いないための10のカク言

10 ― わくわくする未来を思い描く《えガク》

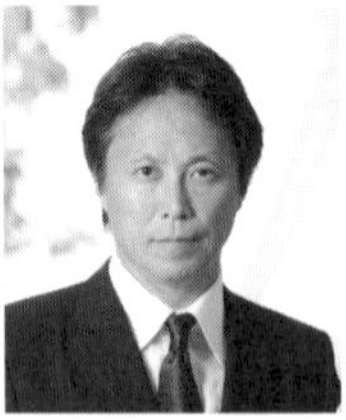

小林　弘幸（こばやし・ひろゆき）

順天堂大学医学部教授。1960年埼玉県生まれ。順天堂大学大学院医学研究科修了後、ロンドン大学付属英国王立小児病院外科、トリニティ大学付属医学研究センター、アイルランド国立小児病院外科での勤務を経て、順天堂大学小児外科講師・助教授を歴任。自律神経研究の第一人者としてプロスポーツ選手、アスリート、文化人へのコンディショニング、パフォーマンス向上指導に携わる。『医者が考案した「長生きみそ汁」』（アスコム）、『整える習慣』（日本経済新聞出版本部）など、著書多数。

老《お》いが逃《に》げていく10の習慣《しゅうかん》
自《じ》律《りつ》神《しん》経《けい》さえ整《ととの》えばすべてうまくいく

二〇二四年十一月十九日　第一刷発行

著　者　小林弘幸《こばやしひろゆき》
発行者　清田則子
発行所　株式会社　講談社
〒112‐8001　東京都文京区音羽2‐12‐21
販売　03‐5395‐3606
業務　03‐5395‐3615

編　集　株式会社　講談社エディトリアル
代表　堺　公江
〒112‐0013
東京都文京区音羽1‐17‐18　護国寺SIAビル6F
編集部　03‐5319‐2171

印刷所　TOPPAN株式会社
製本所　大口製本印刷株式会社

N.D.C.498 176p 15cm ISBN978-4-06-537651-5